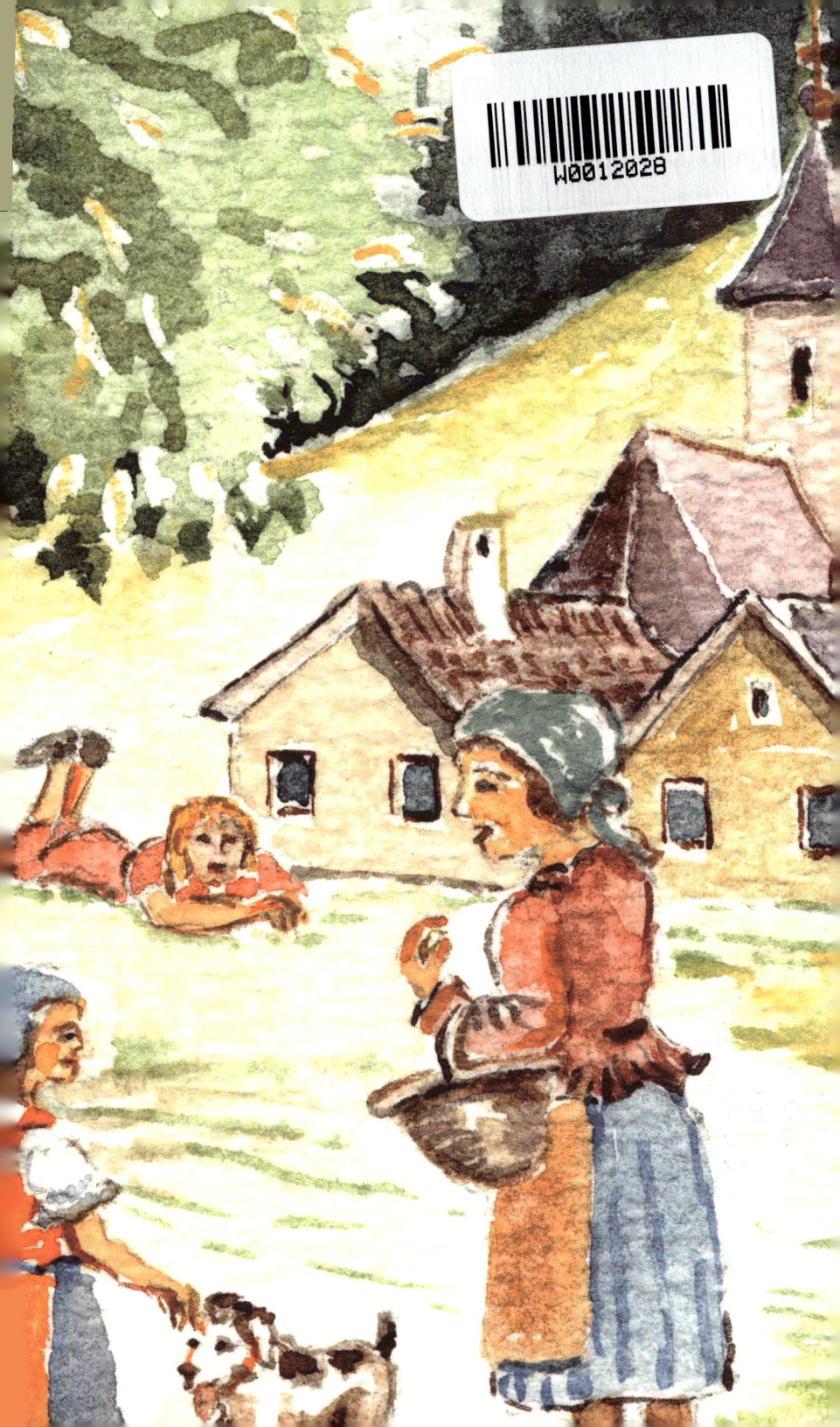

Christine Leitner &
Margit Steinmetz-Tomala

Märchenhaft genießen
3 x 3 heilende Kräuter aus dem Mühlviertel

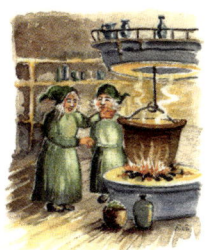

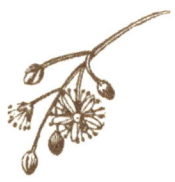
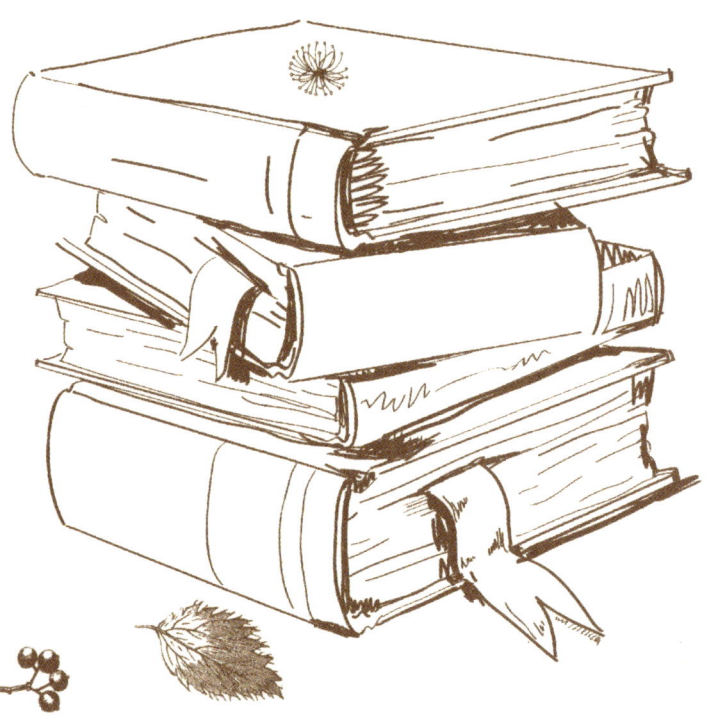
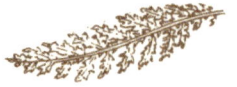

Christine Leitner &
Margit Steinmetz-Tomala

Märchenhaft genießen

3 x 3 heilende Kräuter aus dem Mühlviertel

freya

ISBN 978-3-99025-110-2
© 2014 Freya Verlag
www.freya.at

Layout: freya_art, Daniela Waser
Lektorat: RED PEN

Richard Grießer aus Haslach an der Mühl hat unsere neun
Pflanzenmärchen liebevoll illustriert und den Charme des
Mühlviertels wunderbar wiedergegeben. An dieser Stelle
ein herzliches Dankeschön.

Die Pflanzenillustrationen stammen aus dem 1909 erschie-
nenen Werk „Die Pflanzenwelt Deutschlands" von Dr. Paul
Graebner.

© Fotolia: raven, canicula, Morphart, Alena Kaz
printed in EU

Die Inhalte dieses Buches stellen trotz sorgfältiger Re-
cherche und eigenen Erfahrungswerten keinesfalls einen
Anspruch auf Vollständigkeit und/oder Richtigkeit im
schulmedizinischen Verständnis. Bei Beschwerden ist eine
Abklärungen mit Arzt/Ärztin empfohlen.

Inhalt

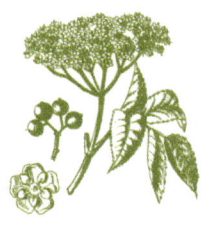

Holunder

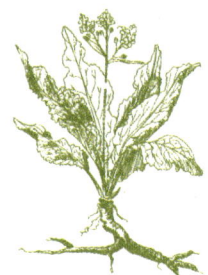

Kren/Meerrettich

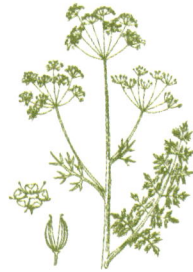

Kümmel

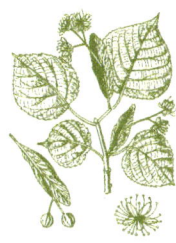

Linde

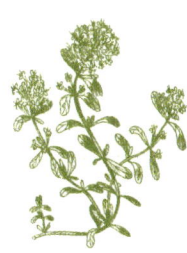

Quendel

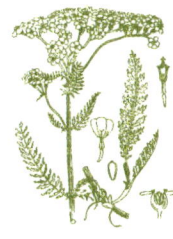

Schafgarbe

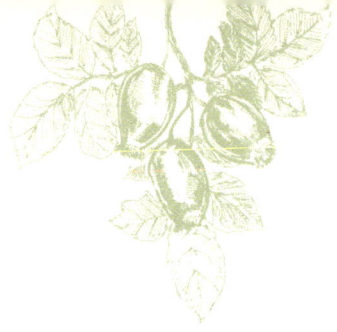

Einleitung

Was wäre wohl eine Welt ohne Kräuter? Ohne die herrlichen Düfte und Aromen, die verschwenderische Farbenpracht das ganze Jahr hindurch, ohne die versteckten Heilkräfte, die wir so oft und häufig ganz unbewusst für unser Wohlbefinden nutzen.

Viel zu selbstverständlich verwenden wir Pflanzen, Kräuter und Gewürze in der täglichen Küche oder in der Hausapotheke. Ohne lange darüber nachzudenken, geben wir Kümmel zum Kraut, trinken Holunderblütentee, wenn wir erkältet sind, oder bereiten im Frühling einen wohlschmeckenden Brennnesselspinat zu. Wenn wir allerdings gefragt werden, warum wir das so machen, oder woher wir das wissen, ist häufig die einzige Antwort: „Das war schon immer so!"

Wir haben es uns zur Aufgabe gemacht, genau dieses „Das war schon immer so" zu bewahren und zu hüten wie einen Schatz. Diesem intuitiven Wissen, das von Generation zu Generation weitergegeben wurde, sind wir auf den Grund gegangen und haben es zu Papier gebracht. Und natürlich haben wir es auf die gleiche Art und Weise aufgeschrieben, auf die bereits unsere Vorfahren ihr Wissen weitergegeben haben.

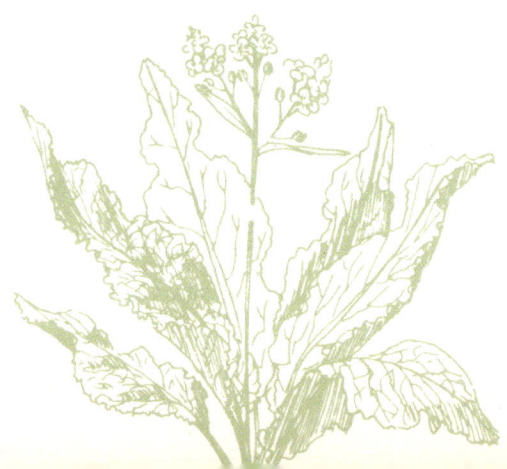

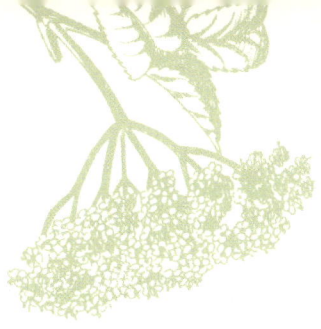

Wir suchten die praktische Anwendung, fanden einzigartige, für die Genussregion Mühlviertler Bergkräuter traditionelle Genussrezepte, erfuhren so manchen praktischen Hinweis, bereiteten Einreibungen und Tinkturen, und nicht zuletzt erzählten wir zu Tränen rührende, lustige, gruslige und vor allem weise Märchen, genauso wie es schon unsere Großmütter gemacht haben.

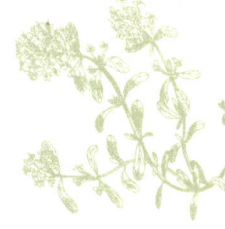

> *„Sag es mir, und ich vergesse es.*
> *Zeig es mir, und ich erinnere mich.*
> *Lass es mich tun, und ich behalte es."*
> (Konfuzius)

Deswegen finden Sie in diesem Nachschlagewerk für Groß und Klein Geschichten zum Lesen und Vorlesen, genussvolle Rezepte zum Nachkochen, viel Wissenswertes zum Thema Volksmedizin und Kochen mit Kräutern und viele Tipps und Tricks zum Ausprobieren, Nachmachen und auch zum Schmunzeln.

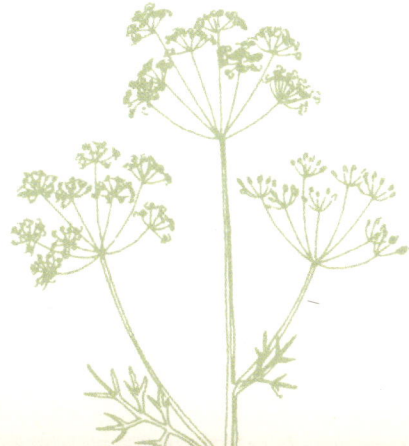

Beifuß

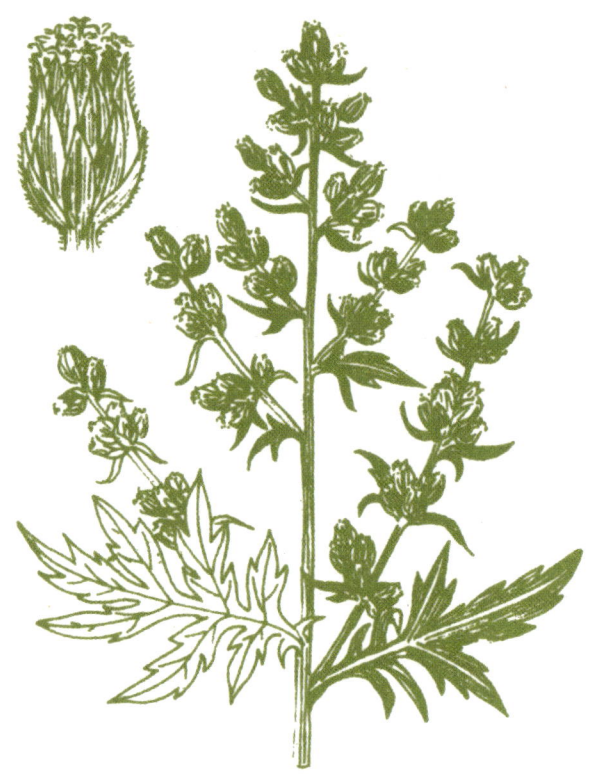

Steckbrief, wissenschaftlich

Der wissenschaftliche Name des Beifußes lautet *Artemisia vulgaris*, er gehört zur Familie der Asteraceae. In Überlieferungen findet man auch die volkstümlichen Namen Wilder Wermut, Gänsekraut, Weiberkraut, Sonnwend- oder Johannisgürtel.

Diese Staude kann Wuchshöhen bis zu 2,50 m erreichen (ROTHMALER, 2009, 532), wobei in unseren Breiten Pflanzen mit einer Wuchshöhe von 1,50 m durchaus üblich sind. Von Stauden spricht man dann, wenn es sich um ausdauernde Pflanzen handelt, deren obere

Sprosse krautig sind und nach der Fruchtreife absterben, während der unterirdische Teil überwintert (vgl. WELLE, 2006, 110). Der markhaltige Stängel ist aufrecht, stark ästig verzweigt und längs gerillt. Er ist grün und rötlich-violett überlaufen.

Die Blätter sind wechselständig, doppelt oder einfach fiederteilig, der Blattrand ganzrandig oder gezahnt. Während die Blattoberseite unbehaart und dunkelgrün ist, ist die Unterseite silbergrau filzig behaart (vgl. WICHTL, 1998, 85). Der Beifuß blüht von Juli bis Oktober. Die Blüten sind jedoch sehr unauffällig. Sie sind klein, eiförmig und zeigen sich in zahlreichen rispigen Blütenständen. Die Blüten können gelblich oder rötlich sein (vgl. WICHTL, 1998, 85).

Der Beifuß kommt in ganz Europa, Asien und Nordamerika vor. Besonders wohl fühlt er sich in Unkrautbeständen an Wegen, Bahndämmen, Schuttplätzen, Waldrändern und Gebüschen oder an Bachufern (vgl. AICHELE UND GOLTE-BECHTLE, 1993,250).

Als Droge (Droge bedeutet in unserem Sprachgebrauch Arzneimittel) werden die während der Blütezeit gesammelten Sprossspitzen verwendet. Man findet Blattstückchen in Form von filzig verklumpten Knäueln, zahlreiche kleine, runde Blütenkörbchen und markige Stängelstücke.

Der Geruch des getrockneten Krautes ist etwas herb und würzig aromatisch. Er erinnert eher an ein Gewürz als an einen Kräutertee. Das Kraut ergibt einen klaren, bräunlich-gelben Aufguss. Auch in dieser Zubereitungsform bleibt der würzige, leicht heuige Geruch erhalten und wird durch eine holzige Komponente ergänzt.

Beim Trinken fällt sofort das extrem zusammenziehende, austrocknende Mundgefühl auf. Obwohl Beifußtee auch leicht ölig wirkt, bleibt vor allem im hinteren Zungenbereich ein pelziges Gefühl hängen. Geschmacklich ist ein Beifußaufguss würzig-holzig und im Nachgeschmack ganz leicht bitter.

Die Hauptinhaltsstoffe sind ein ätherisches Öl (0,03–0,3 %) mit über hundert identifizierten Komponenten, Sesquiterpenlactone, Flavonolglykoside und Cumarine. (WICHTL, 1998, 86)

Hausapotheke

Der Beifuß wird bei Erkrankungen und Beschwerden im Magen- und Darmtrakt, bei Koliken, Durchfall und Verstopfung, bei Krämpfen, Verdauungsschwäche, zur Anregung der Magensaft- und Gallensekretion und als Laxans (Abführmittel) vor allem bei Fettleibigkeit empfohlen (vgl. WICHTL, 1998, 86). Dank seiner Bitterstoffe und ätherischen Öle werden fette Speisen besser bekömmlich. Bereits seit dem Altertum wird er zum Würzen von Fleisch, Fisch, Gemüse und Pilzen verwendet (vgl. STORL, 2007, 81). Bei Magenstörungen mit üblem Mundgeruch sollen seine pilz- und keimhemmenden Inhaltsstoffe gute Dienste leisten (HIRSCH und GRÜNBERGER, 2012, 89).

Auch in der Frauenheilkunde wurde er immer schon genutzt. So weiß man, dass er bei Menstruationsbeschwerden und unregelmäßiger Periode eingesetzt werden kann (vgl. WICHTL, 1998, 86). Bereits im Altertum wurde er zu diesem Zweck in Form von Sitzbädern angewandt. Für die Hebammen im Mittelalter war er unverzichtbar. Sie verabreichten ihn den Gebärenden während der Geburt, um die Nachgeburt oder unter Umständen auch einen toten Fötus abzutreiben. Generell wurde er daher auch als Abtreibungsmittel genutzt. War eine Frau unfruchtbar, bekam sie Beifußsitzbäder und in Bier gekochten Beifuß. In diesem Fall sollte das Weiberkraut den Uterus reinigen, entspannen und wärmen (vgl. STORL, 2007, 73–74). Diese Sitzbäder sollen übrigens auch bei Blasen- und Eierstockentzündungen rasch Linderung verschaffen (vgl. HIRSCH und GRÜNBERGER, 2012, 89).

Das ätherische Öl ist besonders reich an Cineol. Deswegen wurde der Beifuß gegen Würmer und Darmparasiten, aber auch gegen Schlangenbisse und Ungeziefer in Haus und Stall verwendet (vgl. STORL, 2007, 87). Noch heute führt man mit dem getrockneten Kraut reinigende Räucherungen durch und hängt es in die Kleiderkästen, um Motten fernzuhalten.

Einige Zweige Beifußkraut im Kopfkissen sollen besonders hilfreich bei Schlafstörungen sein, da seine Inhaltsstoffe beruhigend auf das Zentralnervensystem wirken (vgl. STORL, 2007, 89). Auch die Beifußwurzel kann verwendet werden. Sie kam besonders in Form von

Tinkturen bei Epilepsie, Schwächezuständen, Neurosen, Depressionen, Rastlosigkeit, Reizbarkeit, Unruhe und Angstzuständen zum Einsatz (vgl. Van Wyk, 2004, 57).

Im Volksglauben hatte der Beifuß immer schon einen ganz besonderen Stellenwert. Er war eine der wichtigsten Zauber- und Ritualpflanzen. Es hieß, er vertreibe böse Einflüsse und mache „schlechte Medizin" unwirksam. Deswegen trug man zur Sommersonnenwende einen Beifußgürtel, den man dann mit den Worten „Es gehe hinweg und werde verbrannt mit diesem Kraut all mein Unglück" in die Glut warf. Die Bauern sammelten Beifuß und steckten ihn über die Haustür oder unter das Dach, um das Haus vor Blitzschlag zu schützen. An die vier Ecken des Feldes gesteckt, sollte er Hagel fernhalten (Storl, 2007, 75 –77).

Schon in der Antike wusste man, dass man bei langen Fußmärschen Beifuß am Bein tragen oder in die Schuhe legen sollte, um dem Wanderer Kraft zu verleihen und ihn vor Müdigkeit zu schützen (Storl, 2007, 85).

Für einen bekömmlichen Aufguss übergießt man 1 TL getrocknetes Kraut mit 250 ml kochendem Wasser und lässt dies 5–10 Minuten ziehen. Davon kann 2–3 Mal täglich eine Tasse getrunken werden. Trinkt man den Tee vor den Mahlzeiten, wirkt er eher appetitanregend, nach dem Essen verdauungsfördernd.

Anwendung in der Küche

Die Wirkung des Beifuß als appetitanregendes und verdauungsförderndes Kraut ist bereits seit Jahrtausenden bekannt. Daher wird angenommen, dass er auch an mehreren Stellen der Welt unabhängig voneinander als Gewürz Verwendung fand. Wild gedeiht er fast überall auf der Nordhalbkugel.

In der Mythologie zahlreicher Völker des alten Mitteleuropa spielt er eine immer gleiche Rolle, basierend auf uralten Bräuchen. Daraus wird auch geschlossen, der Beifuß sei DAS Gewürz der alten Germanen gewesen. Sein Name soll auf das althochdeutsche Wort „bivoz"

13

zurückgehen, das „schlagen" bedeutet. Das wiederum lässt vermuten, dass die Pflanze zur Verwendung als Gewürz gestoßen wurde. In der römischen Küche war er unbekannt. In unseren Breiten hat der Beifuß bis ins 18. Jahrhundert hinein eine durchaus bedeutende Rolle gespielt. So würzte man damit jedes Gericht, ganz so, wie es heute mit der Petersilie gehandhabt wird (vgl. KÜSTER, 2003, 31ff).. Die jungen Triebe und Stängel schmecken leicht nach Artischocken und können so auch fein dosiert dem Salat zugegeben werden.

Heute ist der Beifuß Bestandteil besonders fetter Speisen, was auf seine appetitanregende und verdauungsfördernde Wirkung rückschließen lässt. Besonders im Herbst bei Ganslbraten von der Mühlviertler Weidegans ist er ein unverzichtbarer Bestandteil der Gewürze.

Aber auch zu Enten, Puten, Schweinen und Aalen kann mit den Blättern und, wenn möglich, mit den frischen Spitzen der Blütentriebe gewürzt werden. Interessant ist zudem die Tatsache, dass sich von Böhmen aus ein Export von Beifuß in den Rest Europas entwickelt hat.

Steckbrief familiengerecht

Man nennt mich:
Beifuß, manchmal auch Wilder Wermut, Gänsekraut, Weiberkraut, Sonnwend- oder Johannisgürtel.

Eigentlich heiße ich:
Artemisia vulgaris

So sehe ich aus:
Ich bin eine mehrjährige Staude und kann in manchen Gegenden bis zu 2,5 m hoch werden. Hier bei uns bleibe ich allerdings ein wenig kleiner. Ich bin leicht zu erkennen. Ich besitze rötlich angelaufene Stängel und bin stark verzweigt.

Meine gefiederten Blätter sind auf der Oberseite glatt und dunkelgrün, auf der Unterseite weiß und haarig. Meine Blüten fallen kaum auf. Es sind nur ganz kleine, unzählige gelbliche oder rötliche Kügelchen.

Dort findest du mich:
Ich komme in ganz Europa, Asien und Nordamerika vor.

Hier fühle ich mich besonders wohl:
Die meisten Leute nennen mich Unkraut, weil ich so unkompliziert und häufig wachse. Du findest mich auf Bahndämmen, an Straßen- und Wegrändern, auf Schuttplätzen, an Waldrändern, in Gebüschen und an Bachufern.

Das macht mich so wertvoll:
Ätherisches Öl, bitter schmeckende Sesquiterpenlactone, Flavonol-glykoside und Cumarin.

So schmecke ich:
Ich habe einen würzigen, aromatischen Geruch und Geschmack. Nur bin ich eben auch ein bisschen bitter. Wahrscheinlich erinnere ich dich eher an ein Gewürz als an einen Tee. Neben meiner Wirkungs-weise ist das auch mit ein Grund, warum ich als Gewürz für fette Speisen immer schon bekannt war.

Wie helfe ich dir:
Ich bin ein richtiges Allheilmittel. Ich helfe deiner Verdauung und mache dir Appetit. Mit meinem Kraut kannst du sogar fette Speisen würzen. Man nennt mich auch Weiberkraut, weil ich auch für Frauen gute Dienste leiste. Ich halte Schädlinge fern und lasse dich gut schla-fen. Du kannst mich essen und trinken, meinen Duft genießen und mich zum Räuchern verwenden.

Mein Genusstipp:
Als Gewürz auf der knusprigen Ganslhaut, mmmh ...

Aber Vorsicht!
Viele Menschen sind gegen mich allergisch! Dann solltest du mich lieber nicht verwenden. Auch schwangere Frauen dürfen mich nicht einsetzen.

Der Pakt
mit dem Teufel

Es war ein düsterer Dezembertag. Der Nebel hing tief über den Feldern. In dem kleinen Dorf war es still, fast ein wenig unheimlich. Man hörte kein Kinderlachen, keine Mütter waren in den warmen, gemütlichen Stuben mit Weihnachtsvorbereitungen beschäftigt, kein Vater spazierte durch den Wald, um den schönsten Christbaum heimzubringen. Die Fenster der Häuser waren dunkel, nur hier und da sah man eine kleine Kerze flackern. In den Stuben fröstelten die Menschen, und ihr Leben war sehr bescheiden dieser Tage. Die Ernte war dieses Jahr besonders schlecht ausgefallen, die Scheunen waren fast leer, es gab kaum genug Heu für die Kühe und Schafe. Viel zu wenig Kartoffeln, Rüben, Kraut und Äpfel lagerten in den Kellern.

Es war bitterkalt, der Boden war tief gefroren, und keine einzige Schneeflocke fiel vom Himmel. Die Menschen waren verzweifelt und wussten nicht, wie sie diesen Winter überstehen sollten. Die Männer des Dorfes saßen beim Wirt zusammen und beratschlagten, was zu tun sei.

Plötzlich betrat ein Fremder die Gaststube. Es war ein finsterer Geselle mit einem schwarzen Umhang, die Kapuze tief ins Gesicht gezogen.

„Eiskalt ist es da draußen! Ich möchte einen Glühmost, um mich aufzuwärmen!"

Die Männer in der Stube sahen misstrauisch zum Neuankömmling. Irgendwie war er ihnen unheimlich. Seine Gestalt unter dem langen Umhang war kaum zu erkennen, sein Gesicht nicht zu sehen. Seine Stimme klang rau und heiser. Kam man in seine Nähe, vernahm man einen eigentümlichen, schwefeligen Geruch, und Gänsehaut kroch einem den Nacken hinauf.

„Mein Herr, es tut mir leid, Sie enttäuschen zu müssen, aber wir haben dieses Jahr keinen Most. Es gab nicht genug Äpfel und Birnen. Darf ich Ihnen Tee anbieten?" „Natürlich hast du Most in deinem Keller! Sieh nach! Und bring den Herrschaften hier an den Tischen auch einen mit. Sie sehen aus, als könnten sie ihn gebrauchen."

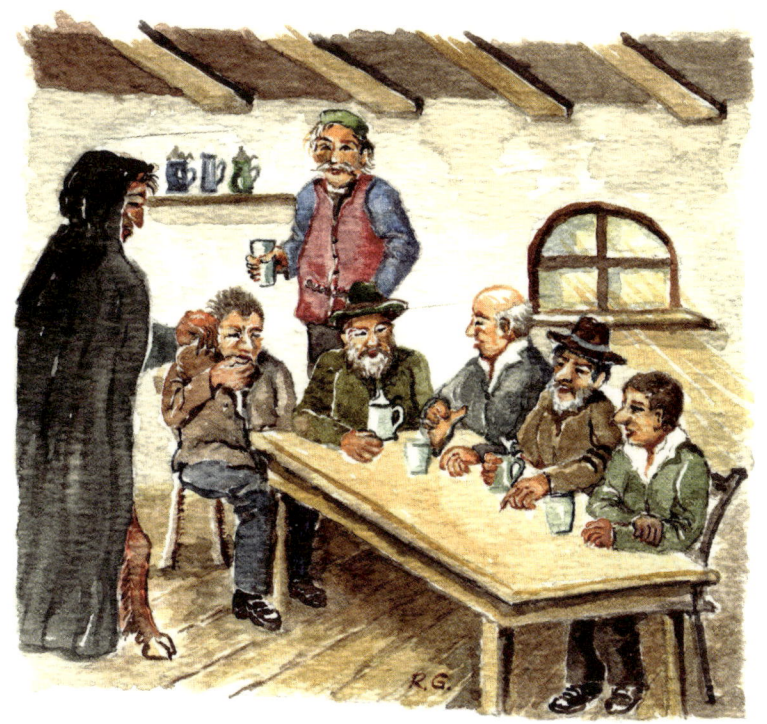

Der Wirt war verärgert über die Frechheit dieses Fremden, und doch stapfte er mit einer Kerze in der Hand die Stufen hinab. Doch was ihn dort in den feuchten Gemäuern erwartete, ließ seinen Atem stocken. Sein Keller war gefüllt mit riesigen Fässern, in den Regalen fand er Kisten voller Kartoffeln, Karotten, Kraut und Äpfel. Gläser mit eingelegtem Gemüse und Marmelade stapelten sich übereinander, und fette Renken Speck hingen von der Decke.

Er rieb sich die Augen, zwickte sich, um sicherzugehen, dass er nicht träumte, schlich durch die Räume, wobei er über jedes Fass, jede Kiste, jedes Glas strich. Er konnte es einfach nicht glauben, was er da sah, musste es mit seinen eigenen Händen berühren.

Es dauerte nicht lange, da erfüllte der herrliche Duft von heißem Most, aromatischen Gewürzen und schmackhafter Suppe die Gaststube. Immer mehr Menschen kamen, angelockt von dem Duft, und es dauerte nicht lange, und das ganze Dorf war versammelt. Die Leute aßen und tranken, bis sie fast platzten, sie tanzten und sangen, lachten und tratschten, von Stunde zu Stunde wurde die Stimmung ausgelassener.

Es war schon sehr spät, die Kinder schliefen bereits auf den Bänken, die Männer und Frauen wurden schon müde, da erhob sich der Fremde plötzlich.

„Das alles und noch viel mehr kann ich euch bieten. Ich werde dafür sorgen, dass ihr nie wieder Hunger oder Kälte erleiden müsst. Die Arbeit wird euch so leicht wie noch nie fallen, und eure Scheunen und Keller werden immer voll sein. Nur eines will ich dafür, irgendwann, wenn eure Zeit gekommen ist, will ich als Dank für dieses erfüllte Leben eure Seelen mitnehmen."

Erschrocken blickten die Bewohner des kleinen Dorfes auf den Fremden. Jetzt wussten sie, wo das viele Essen und Trinken herkam. Jetzt erkannten sie den Geruch, der von dem Fremden ausströmte, rochen die Dämpfe von Schwefel und Angst, und wenn man genau hinsah, erkannte man auch den Ziegenfuß, der unter dem Umhang hervorlugte.

„Ich lasse euch genau drei Tage Zeit, aber überlegt gut, wählt mit Bedacht. Denn ist die Entscheidung erst getroffen, dann gibt es kein Zurück!" Und mit einem lauten Puff! verschwand der Fremde in einer stinkenden Rauchwolke.

Die nächsten drei Tage vergingen wie im Flug. Die Menschen waren schweigsam, hingen ihren Gedanken nach und kamen immer wieder ins Wirtshaus, um sich an diesem Überfluss an Getränken und Speisen zu laben.

Wie würden sie sich entscheiden? Schlugen sie das Angebot des Fremden aus, würden viele von ihnen den Winter nicht überleben. Nahmen sie es an, würden sie ihr Leben zwar in Wohlstand und Üppigkeit verbringen, doch was würde sie danach erwarten?

Am dritten Tage betrat der Fremde genau zur selben Uhrzeit wie beim ersten Mal das Wirtshaus. Das ganze Dorf war versammelt und hatte abgestimmt. Alle zogen die Vorteile eines Lebens in Reichtum und Luxus der Alternative, womöglich in einer kalten, armseligen Hütte zu verhungern, vor. Nein, nicht alle! Da war ein alter Mann, der weit draußen, am Rande des Dorfes, in einer kleinen Hütte lebte.

Er hatte keine Familie, nur eine alte Katze leistete ihm Gesellschaft. Er warnte die Bewohner des Dorfes davor, einen Handel mit dem Teufel einzugehen. Doch sie wollten nicht auf ihn hören, wollten sich diese Gelegenheit nicht vereiteln lassen und jagten ihn davon.

„Es freut mich sehr, das zu hören", sagte der Fremde.

„Ihr werdet eure Entscheidung euer Lebtag nicht bereuen. Ab dem heutigen Tag werden eure Speisekammern gefüllt sein, die Scheunentore werden sich vor lauter Heu und Stroh kaum schließen lassen, und die Arbeit wird euch so leicht von der Hand gehen, als wäre es die reinste Unterhaltung. Doch kommt der Tag eures Todes, werde ich bereit sein und eure Seelen mit mir nehmen. Dieses Dorf mit all seinen Einwohnern ist ab heute mein!"

Und mit einem grausamen, fürchterlichen Lachen verschwand er in die Nacht hinaus.

So vergingen die Wochen und Monate. Den Menschen in dem kleinen Dorf fehlte es an nichts. Sie hatten kaum zu arbeiten, denn jeden Tag, wenn sie morgens aus ihren Betten stiegen, schien die Arbeit bereits getan. Sie litten nie wieder Hunger, aßen nur die besten Gerichte, tranken den besten Most und Wein, und es fehlte ihnen an nichts. Es dauerte auch nicht lange, und sie hatten völlig vergessen, dass auch sie ihren Teil der Abmachung einhalten mussten.

Der alte Mann in der kleinen Hütte am Rande des Dorfes jedoch lebte weiter wie bisher und betrachtete das Treiben mit allergrößter Sorge.

Ihm war schon längst aufgefallen, dass die Menschen von den üppigen Speisen immer dicker und unbeweglicher wurden. Er hatte auch bemerkt, dass ihnen das Nichtstun gar nicht gut bekam. Sie wurden immer gereizter und übellauniger. Schon ein einziger schiefer Blick oder ein einziges falsches Wort zur falschen Zeit sorgte für schlimmste Streitigkeiten und grobe Prügeleien.

Der Teufel freute sich natürlich, denn er hatte neuerdings in dem kleinen Dörfchen viel zu tun. Die Seele des reichsten Bauern im Dorf konnte er gleich nach dem Abendessen holen. Denn obwohl dieser inzwischen schon so dick war, dass er sich kaum noch bewegen konnte, stopfte er in seiner Gier so viel Essen in sich hinein, wie er konnte, und so schnell es nur möglich war. In einem unachtsamen

Moment verschluckte er sich an einem riesigen Bissen Schweinebraten, lief blau an, schnappte noch einmal nach Luft und kippte tot auf den Boden.

Nur wenige Tage später gerieten zwei junge Burschen wegen eines Schafes, das sich verlaufen hatte, dermaßen in Streit, dass sie sich gegenseitig im Kampf zu Tode schlugen. Und wieder gehörten zwei Seelen dem Fremden.

Und so ging es Woche für Woche, bald Tag für Tag. Im Dorf wurde es immer ruhiger, denn schon lange war kein Kindlein mehr zur Welt gekommen. Die Bewohner des Dorfes hatten zwar alles, was sie sich erträumen konnten, doch besonders alt würden sie damit nicht.

Eines Tages kam der alte Mann ins Dorf und sah eine junge Frau beim Dorfbrunnen sitzen und weinen.

„Liebes Mädchen, warum weinst du denn so herzzerreißend? Du bist doch glücklich verheiratet, hast alles, was du dir wünschen kannst!"

Ein tiefes Schluchzen ließ das Mädchen am ganzen Körper erbeben.

„Ich war glücklich verheiratet! Doch jetzt, jetzt sitzt mein Mann nur noch mit seinen Kumpanen im Wirtshaus und trinkt! Wir streiten immerzu, und Kind, ja Kind bekomme ich auch keines! Ich bin so verzweifelt, dass ich keine Nacht mehr schlafen kann!"

Bittere Tränen rannen ihr übers Gesicht. Der alte Mann dachte lange nach, dann sprach er mit bedächtigen Worten: „Weißt du, der Fluch, den der Teufel an diesem Abend über dieses Dorf verhängt hat, ist viel grausamer, als sich irgendjemand hätte vorstellen können. Früher mussten wir gemeinsam um unser Überleben kämpfen, das hat uns zusammengeschweißt. Doch heute ist jeder nur noch auf seinen eigenen Vorteil bedacht. Wenn wir nicht vorsichtig sind, wird das unser Untergang. Doch komm mit, dir will ich jetzt helfen."

Er führte die junge Frau hinaus aus dem Dorf, zu den Feldern und Wiesen. Dort wuchs an den Wegrändern und in den Gebüschen eine hohe, stark verzweigte Staude. Ihre Blätter waren ganz dunkelgrün an der Oberseite und weiß behaart an der Unterseite. Sie wuchs fast überall und wirkte stark und mächtig.

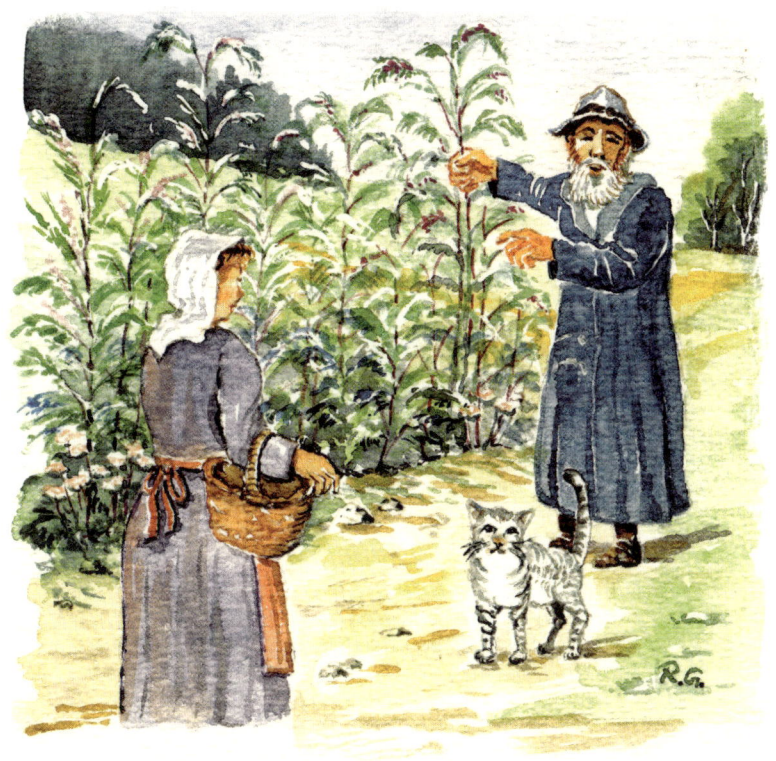

„Diese Pflanze nennt sich Beifuß. Es ist eine heilige Pflanze, die böse Einflüsse vertreibt und schlechte Medizin und Zaubersprüche unwirksam macht. Nimm davon mit, so viel du kannst. Räuchere dein Haus damit aus und hänge einen Kranz davon an deine Tür. Du wirst sehen, böse Geister und Dämonen werden keinen Zutritt mehr haben. Das Kraut kochst du in Bier, und das trinkst du dreimal täglich. Du wirst sehen, es wird nicht lange dauern, und du wirst ein Kind erwarten. Stecke auch einen Zweig davon in deinen Kopfpolster, und ein erholsamer Schlaf ist dir gewiss."

Und tatsächlich, nur wenige Wochen später war das Mädchen erholt und erwartete ihr erstes Kind. Auch ihr Mann war wieder der herzensgute Mensch, der er immer schon gewesen war.

Ein anderes Mal ging der alte Mann spazieren und kam bei einem wirklich großen Hof vorbei. Vor dem Hof auf einer Bank saß die Hausherrin und ächzte und stöhnte.

„Ja, Bäuerin, was ist denn mit dir los? Du pfeifst ja aus dem letzten Loch!"

„Ach, Alter, weißt du, genauso fühle ich mich auch! Ich komme mir so schwer vor wie eine Kuh und kann mich kaum noch rühren! Außerdem quälen mich diese furchtbaren Bauchschmerzen!"

Der Alte entschuldigte sich kurz, ging nur wenige Schritte zum Wegesrand und pflückte einige Zweige Beifuß ab.

„Von diesem Kraut sollst du dir einen Tee bereiten, trinke ihn dreimal täglich. Und wenn du kochst, sollte dieses Kraut in keinem deiner Gerichte fehlen! Du wirst sehen, schon bald wird es dir besser gehen! Lege auch einige Ästchen auf die Herdplatte, du wirst sehen, die Dämpfe dieses Krautes werden dir mehr helfen, als du glaubst!"

Und tatsächlich, nach nur wenigen Tagen waren die Bauchschmerzen verschwunden, die Verdauung funktionierte wieder, und die Bäuerin verlor zumindest ein wenig an Gewicht.

Natürlich sprach sich das herum, und immer mehr Menschen kamen zu dem alten Mann. Egal ob sie ihre Verdauung quälte oder sie nicht schlafen konnten, ob sie etwas gegen ihre innere Unruhe brauchten oder die Motten im Kasten die Kleider fraßen – mit all ihrem Leid kamen sie zu ihm, und jedem Einzelnen konnte er helfen. Er nutzte den Beifuß als Gewürz und als Tee, setzte Tinkturen damit an und ließ die Bewohner darin baden. Es dauerte gar nicht lange, da hing an jeder Tür im Dorf ein Beifußkranz, und wohin man sich auch wandte, von überallher strömte dieser aromatische Duft. Das gefiel dem Teufel natürlich überhaupt nicht, denn mit jedem Beifußkranz, den er sah, fühlte er sich unwohler in dem Dörfchen. Die Häuser konnte er nicht mehr betreten, und aus irgendeinem Grund stritten die Leute nicht mehr und erholten sich von ihren Leiden.

Die Tage wurden immer länger, und der Sommer rückte ins Land. Die Menschen waren fröhlich, sangen und tanzten und taten, ja was taten sie da eigentlich?

Von Weitem beobachtete der Teufel das geschäftige Treiben. Alle im Dorf halfen zusammen. Die Männer sammelten Holz und schleppten es auf einen riesigen Haufen mitten im Dorf. Die Frauen waren auf den Wiesen und Äckern unterwegs und sammelten diese eigentümliche Pflanze, die sie neuerdings an ihren Türen hängen hatten, und vor der es ihm so ekelte, dass er die Häuser nicht mehr betreten mochte.

Sie flochten breite Gürtel daraus und banden jedem Bewohner einen um. Als es endlich finster wurde, zündeten die Männer den Holzstoß an. Während das Holz mit heller Flamme verbrannte, sangen sie Lieder, tanzten und lachten, aßen und tranken. Doch als dann nur noch die Glut zu sehen war, fassten sie sich an den Händen und sprangen darüber. Dann nahmen sie diese Kräutergürtel von ihren Hüften und warfen sie in die Glut. Dabei riefen sie: „Es gehe hinweg und werde verbrannt mit diesem Kraut all mein Unglück!"

Und plötzlich war ein lauter Knall zu hören, Rauch stieg auf, und es stank nach Schwefel. Der Baum, hinter dem sich der Teufel verborgen, und von wo er das Treiben beobachtet hatte, war völlig verkohlt. Der Teufel selbst wurde in dem kleinen Dorf nie wieder gesehen.

Tipps und Tricks

Beifuß in der Bauernstube und im Stall aufgehängt, lockt Fliegen an. Ist das Kraut von Ungeziefer übersät, wird es ins Feuer geworfen.

Räuchern mit Beifuß soll eine euphorische und stimulierende Wirkung auslösen, als Beigabe ist er Schutz gegen alle Mächte der Finsternis.

Ein Gewürz-Stoffsäckchen mit Beifuß vertreibt Motten und allerlei
sonstige Insekten.

Ein Fußbad mit 2–3 Handvoll Beifußkraut kann warm hervorra-
gende Dienste bei Unterleibsbeschwerden und Verkrampfungen leisten. Kalt entlastet es müde, geschwollene Beine.

Beifußöl:
Beifußkraut in einem guten Pflanzenöl ansetzen und ca. 3 Wochen in
der wärmenden Sonne stehen lassen. Jeder erschöpfte Wanderer wird
das Öl als Einreibemittel zu schätzen wissen.

Kulinarisches

Beifuß ist zwar nicht so bitter wie Wermut, dennoch sollte er wohldo-
siert eingesetzt werden. Traditionell wurde und wird das Kraut beim
Gänsebraten, aber auch bei Kaninchenbraten verwendet.

Reiben Sie die Bauchhöhle nur ordentlich damit ein, am besten
schon am Abend vor dem Bratvorgang. An der Außenseite wird Beifuß mit Salz gemischt und gut einmassiert, dann erwartet Sie beim
Verzehr eine ordentlich knusprige Haut.

Eine gute Gans lässt sich schwer für nur 4 Personen zubereiten. Im
Durchschnitt hat so ein Weidegansl 3,5–4 kg und reicht daher für
8 Personen zum Sattwerden.

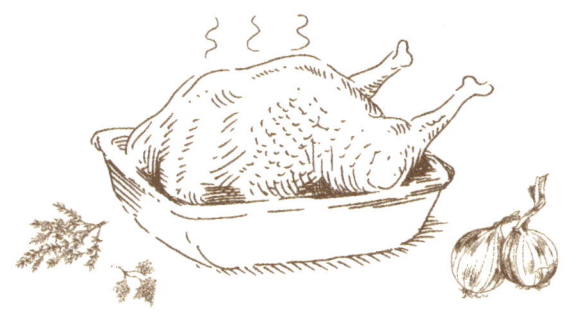

Genussrezept Gefüllte Gans

- 10 Stk. Maroni
- 4 Stk. altbackene Semmeln
- 2 Stk. Schalotten
- 2 EL Butter
- 1 EL gehackte Petersilie und Minze
- 250 ml Milch
- 3 Eier
- Salz, Pfeffer
- 1 küchenfertige Gans, ca. 3,5 kg
- 2 EL getrockneter Beifuß
- 250 ml Weißwein
- 250 ml Hühnersuppe
- 4 Stk. Äpfel zum Mitbraten

› Backrohr auf 220° C Umluft vorheizen

› Die Maroni kreuzweise einschneiden und im Ofen auf einem Blech weich rösten

› Semmeln in 3 cm große Stücke schneiden. Schalotten hacken, in Butter anschwitzen. Semmelstücke mit Schalottenbutter, Kräutern, Milch und Eiern vermischen, salzen und pfeffern. Maroni schälen, in 1 cm große Stücke schneiden und unter die Masse heben.

› Fett aus dem Bauch der Gans entfernen und für Schmalz verwenden. Gans innen und außen salzen und pfeffern. Außen mit Beifuß einreiben. Mit der Semmelmasse füllen und die Bauchhöhle zunähen. Auf ein tiefes Blech setzen, Weißwein angießen und in den Ofen schieben.

› Nach 10 Minuten die Temperatur auf 160°C reduzieren und die Gans unter regelmäßigem Übergießen 2 h braten.

› Temperatur dann auf 180° C erhöhen, Hühnersuppe zugießen. Die Äpfel zugeben und weitere 30 Minuten braten. Nun nicht mehr übergießen, damit die Gans knusprig wird. Sie ist fertig, wenn beim Einstechen in den Keulenansatz nur klarer Saft austritt.

Brennnessel

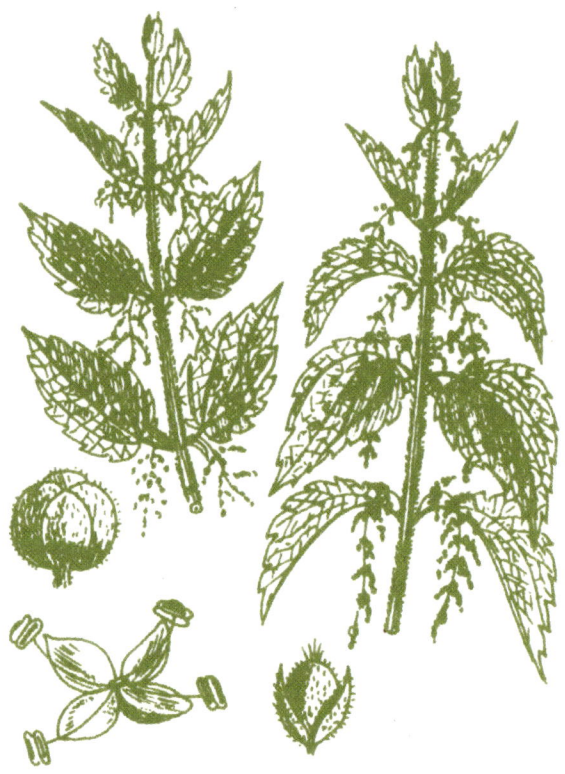

Steckbrief wissenschaftlich

Die Brennnessel, *Urtica dioica*, gehört zur Familie der Urticaceae oder auch Brennnesselgewächse.

Es handelt sich dabei um eine ausdauernde, zweihäusige Staude, die 60–120 cm hoch wird. An aufrechten, vierkantigen Stängeln wachsen gegenständig herzförmige Blätter mit spitzen Enden, die einen grob gesägten Blattrand aufweisen. Sowohl an den Stängeln als auch an den Blättern befinden sich Brennhaare, die bei Berührung schmerzhafte Schwellungen und Rötungen hervorrufen.

Von Juli bis Oktober blüht die Brennnessel eher unauffällig grünlich oder bräunlich, wobei die männlichen Blüten aufrecht stehen, während die weiblichen hängen oder zurückgebogen sind.

Außer im südlichen Afrika und in den Polargebieten kommt die Brennnessel nahezu weltweit vor. Sie ist sehr anspruchslos und besiedelt ein breites Spektrum an Habitaten. Allerdings gilt sie als Zeigerpflanze, die auf einen stickstoffreichen Boden hinweist.

Obwohl auch, vor allem in der Volksmedizin, die Samen und Wurzeln Verwendung finden, wird doch das Kraut am häufigsten eingesetzt. Hauptinhaltsstoffe sind Mineralsalze, insbesondere Kieselsäure und Kaliumsalze, Aminosäuren, Ameisen-, Butter- und Essigsäure, Carotinoide, Chlorophyll, Vitamine, vornehmlich Vitamin C und Glukokinine (vgl. SCHILCHER, 2008, 47).

Die getrocknete Droge besteht aus den geschnittenen, oberirdischen Pflanzenteilen. Die Blattstücke sind grün bis dunkelgrün, manchmal sogar bräunlich, die Blattnerven sind sehr gut zu erkennen. Es sind auch einige bräunliche, breit gedrückte, stark gefurchte Stängelteile zu erkennen. Beim Abfüllen der Droge tritt häufig ein mehr oder weniger starker Juckreiz auf, was an den zum Großteil beim Trocknen abgefallenen Brennhaaren liegt.

Der Geruch ist herb und leicht metallisch. Die Droge ergibt einen klaren, bräunlich-grünen Aufguss, der krautig und leicht metallisch riecht. Der Geschmack ist sehr dominant, krautig, grasig mit einer metallischen Note, was sich wahrscheinlich durch den hohen Anteil an Mineralstoffen erklären lässt.

Hausapotheke

Wissenschaftlich belegt ist lediglich eine diuretische Wirkung, die mit der Ausscheidung beträchtlicher Mengen von Chloriden und Harnstoff einhergeht. Im Verlauf einer 14-tägigen Therapie kann es zu einer Steigerung des Harnvolumens, zur Senkung des Körpergewichts und einer geringfügigen Senkung des systolischen Blutdrucks kommen (vgl. WICHTL, 1989, 114).

In der Volksmedizin jedoch gilt sie fast als Allheilmittel. Das Brennnesselkraut wird als Teedroge oder als Frischpflanzensaft in vielfältiger Weise genutzt. Als entgiftendes und entschlackendes Mittel war es nicht nur immer schon klassischer Bestandteil jeder Frühjahrskur und von sogenannten Blutreinigungstees, sondern wird auch zur Unterstützung bei Arthritis, Muskel- und Gelenkrheumatismus und Gicht, bei Erkrankungen der Harnwege und bei Nierensteinen eingesetzt. Es gilt als blutbildend, sollte die Enzymproduktion der Bauchspeicheldrüse erhöhen und ist deswegen auch wichtiger Bestandteil von antidiabetischen Teemischungen. Außerdem heißt es, es fördert die Wundheilung, wirkt bei Verdauungsstörungen stuhlgangfördernd und tonisiert die Leber und die Galle, weshalb es bei Gallenwegserkrankungen (vgl. WICHTL, 1989, 114) und Magen- und Darmgeschwüren zum Einsatz kommt.

Es wird auch bei Hautproblemen, Allergien, Raucherbein, Durchblutungsstörungen und rheumatischen Beschwerden, aber auch bei Hexenschuss und Ischias sowohl innerlich als auch äußerlich angewendet. Bei der äußerlichen Anwendung wird der Körper entweder mit Brennnesselspiritus abgerieben oder mit Brennnesseln gepeitscht.

Als echtes Eisentonikum vertreibt es Ermüdungs- und Erschöpfungszustände, die auf Blutarmut zurückzuführen sind. Dank des hohen Vitamin-C-Gehaltes wurde auch Skorbut erfolgreich damit behandelt (Mag. Wallpach V. erzählte dies während der Ausbildung zum TEH-Praktiker von 2009–2010). Deswegen war es ebenfalls immer schon fixer Bestandteil der Neun-Kräuter-Suppe.

Ein Aufguss oder Absud mit Essig äußerlich angewandt, fördert den Haarwuchs und hilft gegen Schuppen und fettes Haar (vgl. SCHILCHER, 2008, 48).

Ein Aufguss aus der Brennnesselwurzel wird als durchblutungsförderndes Haarwasser bei Haarausfall verwendet, aber auch als Diuretikum und wegen des hohen Gerbstoffgehaltes als Adstringens und Gurgelmittel. „Neuerdings wird die Anwendung eines Extraktes von *Radix Urticae* bei benignen Prostataerkrankungen empfohlen" (WICHTL, 1989, 116).

Die Samen werden als Kräftigungsmittel, das auch das Gedächtnis stärken soll, und in süßem Wein angesetzt als Sexualtonikum, als sogenannter Lazaruswein, eingenommen. Das ist auch der Grund, warum es den Mönchen und Nonnen im Mittelalter verboten war, Brennnesselsamen zu sich zu nehmen.

Die Fasern der Brennnessel dienten sogar noch bis zum Ersten Weltkrieg als Ausgangsmaterial für Stoffe, sogar Uniformen wurden aus Nesselstoff hergestellt.

Für einen bekömmlichen Aufguss wird 1 TL Kraut mit kochendem Wasser übergossen und 10 Minuten ziehen gelassen.

Während einer Teekur trinkt man 3 Wochen lang 3 Mal täglich 1 Tasse Brennnesseltee und zusätzlich viel Wasser. Wenn man die Nieren anregt, ist es wichtig, dem Körper genug Flüssigkeit zu liefern, damit sie gut arbeiten können.

Anwendung in der Küche

Es ist kaum vorstellbar, dass eine so „wehrhafte" Pflanze immer beliebter in der Küche wird.

Bereits seit alters her werden alle Teile der Brennnessel verkocht bzw. gegessen, hauptsächlich in Form von Suppe, in Notzeiten als Spinatersatz und Blattgemüse. Aus diesem „Notgemüse" ist heute aufgrund der nachgewiesenen Nahrhaftigkeit ein wunderbares Speisegemüse geworden.

Verwendet werden vor allem die jungen Blätter, deren wenig bekömmliche Nesseln bei Temperaturen über 60° C zerstört werden. In der Regel werden die Blätter also vor dem Genuss kurz aufgekocht. Sie können aber auch mit einer Salatsauce versetzt werden. Beim Anmischen mit einer Salatsauce werden die Nesselhaare durch den Kontakt mit der Sauce zerstört und verlieren so die „brennende Wirkung".

Die Brennnesselblätter haben ihren festen Platz in der Kräutersuppe, die man am Gründonnerstag isst. Der relativ hohe Gehalt an Chlorophyll, Vitamin C und Eisen sowie das intensive Blattgrün passen besonders zu diesem Tag. Gerade in der vorangegangenen Winter- und Frühjahrszeit waren diese Bestandteile in der Nahrung besonders rar. Zudem weist die Brennnessel einen hohen Proteingehalt (7 %) und Mineralstoffe (mehr als 2 %, besonders Kalium, Magnesium, Kalzium, Kupfer, Phosphor und das erwähnte Eisen) auf. Die Blätter enthalten überdies viel Vitamin A und Vitamin C (vgl. VAN WYK, 2005, 372). In Schottland ist die Brennnessel ebenfalls ein beliebtes Gemüse. Mit Butter oder Sauce angerichtet oder mit Haggis (gefüllter Schafsmagen), Lauch, Zwiebeln, Reis und Hafermehl wird sie auf den Tisch gebracht. In Skandinavien werden die Blätter getrocknet, pulverisiert und unter das Mehl für Brot und Gebäck gemischt (vgl. VAN WYK, 2005, 372).

Da in manchen Orten die Brennnessel als Symbol des „nicht ganz Geheuren" galt, hielt man sie für den Wohnplatz von Dämonen. Aus dieser Vorstellung rührt der Glaube, dass Brennnesseln das Sauerwerden des Bieres bei Gewitter verhindern sollen (vgl. KÜSTER, 2003, 50). Selbst zur Konservierung von Fisch, Butter oder Fleisch wurden früher die Blätter der Brennnessel verwendet. Die Pflanze enthält nämlich Wirkstoffe, welche die Vermehrung von bestimmten Bakterien verhindern bzw. hemmen. In einigen europäischen Ländern wird sie auch heute noch als Zutat für Nahrungsmittel – beispielsweise beim Brennnesselkäse – verwendet.

Als Teepflanze werden die Blätter der Brennnessel hauptsächlich zur Blütezeit gesammelt und getrocknet. Junge, frische Brennnesseln werden sofort für Salate, Suppen oder Spinatgemüse verkocht. Aber nicht nur die Blätter, auch die Samen können verzehrt werden. Sie schmecken nussig und ein wenig schleimig. So rät Dioskurides, ein berühmter griechischer Arzt, den Samen in Wein gekocht als Aphrodisiakum zu genießen. Hildegard von Bingen empfiehlt die Brennnessel in erster Linie als magenfreundliches Gemüse.

Möglicherweise nicht ganz zur Verwendung der Brennnessel in der Küche gehört der Rat, die Brennnesselsamen den Hühnern unter das Futter zu mengen, was zur Förderung des Eierlegens beiträgt. Speziell im Winter soll dies ein gutes Mittel zur Steigerung des Eierertrages sein.

Steckbrief familiengerecht

Man nennt mich:
Große Brennnessel

Eigentlich heiße ich:
Urtica dioica

So sehe ich aus:
Ich bin mir ganz sicher, dass du mich gut kennst. Ich bin eine ausdauernde Staude und kann bis zu 120 cm hoch werden. An meinen vierkantigen Stängeln wachsen herzförmige Blätter mit spitzen Enden und grob gesägtem Blattrand. Berühren wirst du mich eher nicht wollen, denn überall auf meinen Stängeln und Blättern befinden sich Brennhaare, die auf deiner Haut ziemlich schmerzhafte Schwellungen und Rötungen verursachen können. Ich blühe von Juli bis Oktober, nur leider sieht das kaum wer, denn meine Blüten sind grünlich oder bräunlich und sehr unauffällig.

Dort findest du mich:
außer im südlichen Afrika und in den Polarzonen auf der ganzen Welt.

Hier fühle ich mich besonders wohl:

Ich bin anspruchslos und fühle mich fast überall wohl. Besonders gut gefällt es mir allerdings auf stickstoffreichen, gut gedüngten Böden.

Das macht mich so wertvoll:

Mineralstoffe, Chlorophyll und Vitamine

So schmecke ich:

Etwas fad, krautig, fast so, als würde man an Metall lutschen.

Wie helfe ich dir:

Ich helfe dir, deinen Körper zu reinigen und zu entgiften, rege deine Verdauung an und schenke dir schon sehr bald im Frühling die ersten frischen Vitamine. Und wenn Papa die Haare ausfallen, leiste ich ebenfalls gute Dienste.

Aber Vorsicht!

Berühren solltest du mich nur behutsam, ansonsten kann ich auf deiner Haut ziemlich schmerzhafte Schwellungen und Rötungen verursachen!

Als sich der Teufel
selbst ein Schnippchen schlug

Vor gar nicht allzu langer Zeit gab es am Tanzboden, einer kleinen Erhöhung oberhalb von Haslach, eine Höhle. Von außen war sie kaum zu erkennen, viel zu versteckt lag der Eingang mitten im Wald, zwischen hohen, düsteren Fichten und gewaltigen Steinriesen. Fand man jedoch das finstere Loch, durch das man eintrat, wünschte man sich inständig, es wäre nur ein böser Traum. Denn hier traf man auf seine größten Ängste – jeder Albtraum wurde hier wahr. Der Eingang war von dicken Spinnennetzen verhangen, in denen riesige

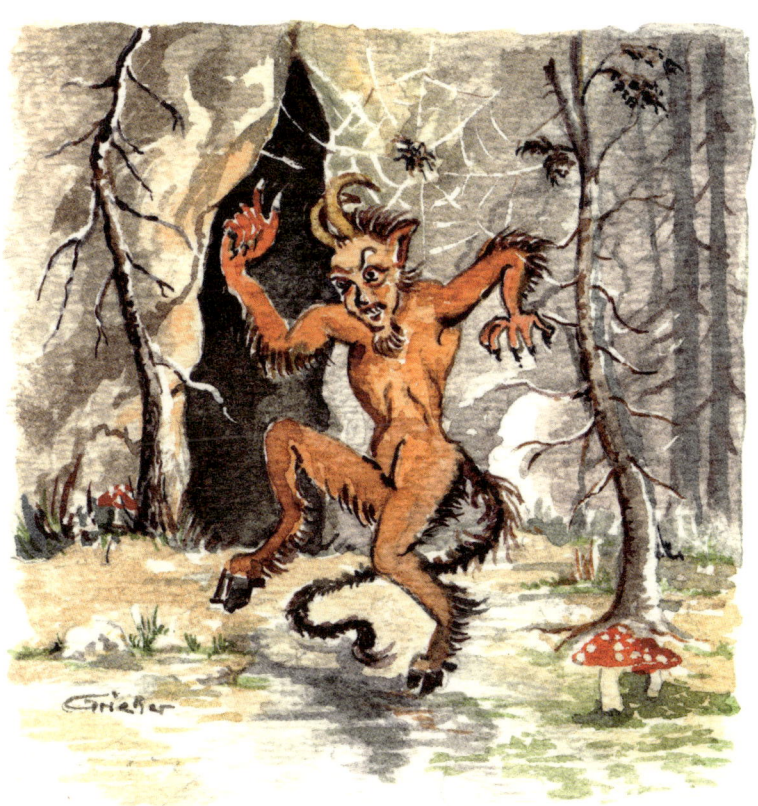

Spinnen mit langen Beinen saßen. Aus den Ecken und Ritzen hörte man das Zischen von zusammengerollten Schlangen, die so lang waren, dass man gar nicht sagen konnte, wo sie anfingen und wo sie aufhörten. Fürchterliche Fratzen starrten einen an, und Hände mit langen, dürren Fingern versuchten, nach jedem lebenden Wesen, das in die Höhle eindrang, zu greifen. Bestimmt habt ihr es bereits selbst erraten, doch durch diese Höhle gelangte man direkt in die Hölle.

Nicht weit von dieser Höhle, genau an der Stelle, an der der einzige Sonnenstrahl den Waldboden küsste, stand ein klitzekleines Häuschen, nicht größer als ein Fliegenpilz. Es war sehr schlicht, doch bereits auf den ersten Blick konnte man erkennen, dass in diesem Häuschen viel Liebe zu Hause war.

Die hölzernen Fenster und Türen waren immer weit geöffnet, um alle Besucher freudig willkommen zu heißen. An den Fenstern hingen bunte Vorhänge, wunderschöne Blumen zierten jeden Winkel im Haus und im Garten. Nicht einmal die Katze hatte Interesse an der Mäusejagd, sondern lag faul auf der Gartenbank und räkelte sich im wärmenden Sonnenstrahl.

In dem Häuschen lebte eine Wichtelfamilie, Papa Animosus, Mama Liberalis und die beiden Kinder Vafer und Dulcis.

Sie liebten und schätzten einander, und eigentlich könnte die Geschichte hier zu Ende sein, wenn ... ja, wenn da nicht diese schreckliche Höhle gewesen wäre.

Denn immer wieder machte sich der Teufel höchstpersönlich einen Spaß daraus, arme Wandersleute in die Irre zu führen, zu verwirren, bis sie nicht mehr aus dem Wald hinausfanden und vor Hunger, Durst und Müdigkeit fast verrückt wurden.

Sehr häufig fand Animosus die armen Menschenkinder, schleppte sie nach Hause, und Liberalis pflegte sie gesund. Sie kochte Tee aus den Brennnesseln, die hinter dem Häuschen wuchsen. Dank diesem Tee konnte all das Gift, das der Teufel diesen Menschen geschickt hatte, ihre Körper wieder verlassen, die Gelenke in Armen und Beinen schmerzten nicht mehr, und sie fühlten sich wieder viel leichter und wohler. Auch kochte sie ihnen daraus eine gute Suppe, die sie

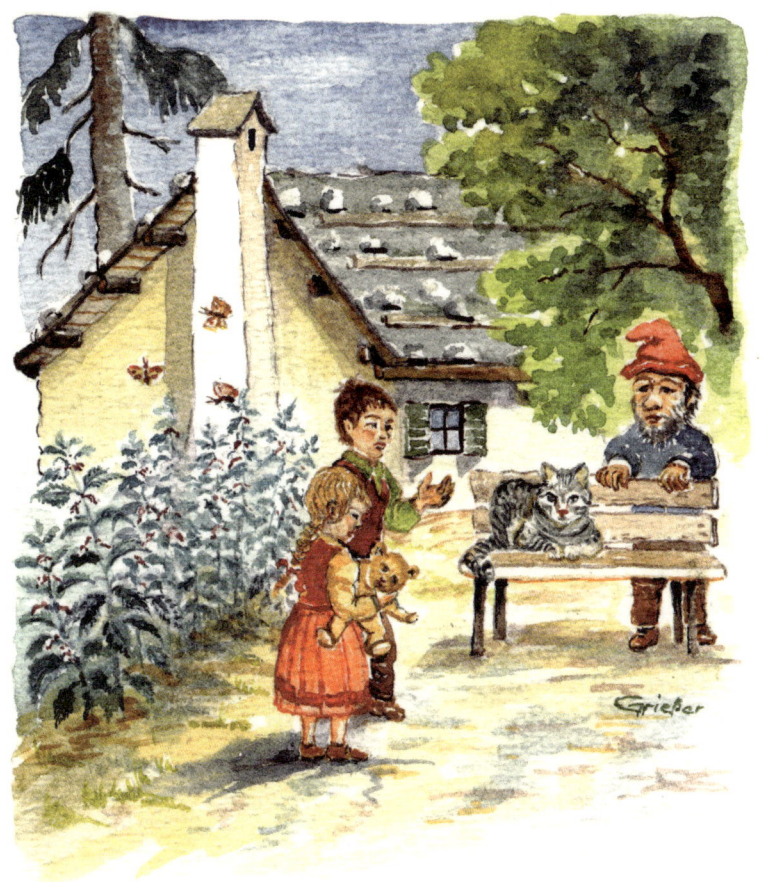

wieder zu Kräften kommen ließ. Die Müdigkeit verflog, und sie konnten sich wieder gestärkt auf den Weg machen. Jedem Einzelnen von ihnen gab sie ein Säckchen mit Brennnesselsamen mit, die sollten sie knabbern, wenn Erschöpfung und Mutlosigkeit sie zu überwältigen drohte.

Dem Teufel gefiel es natürlich gar nicht, dass die Wichtelfamilie seine Pläne dermaßen durchkreuzte. Schon längst waren sie ihm ein Dorn im Auge.

Und als sie dann eines schönen Sommertages wieder einmal einem jungen Wandersburschen den Weg aus dem Wald hinaus zeigten, da wurde er so unglaublich wütend, so zornig, dass sogar ihr Angst vor ihm gehabt hättet. Plötzlich hatte man das Gefühl, als wäre er mindestens doppelt so groß, seine Augen leuchteten feuerrot, sein Gesicht verzog sich zu einer furchterregenden Fratze, und er bebte am ganzen Körper. Gleichzeitig wurde es im Wald totenstill, kein Vöglein war mehr zu hören, kein Windhauch war zu spüren, der Himmel verdunkelte sich wie in einer Neumondnacht. Da war absolut nichts mehr, fast so, als wäre man in ein dunkles Loch gefallen.

Die Wichtelfamilie versteckte sich in ihrem Häuschen und verschloss alle Fenster und Türen. So saßen sie alle vier am Küchentisch, hielten sich ganz fest an den Händen und beteten zum lieben Gott.

Plötzlich flog die Tür mit einem lauten Krachen aus den Angeln, und der Teufel selbst erschien mit lautem Getöse und schwefeligem Gestank.

„Ihr wagt es mir entgegenzutreten? Ihr seid töricht genug zu glauben, ihr könnt es mit mir aufnehmen? Hahaha!"

Das grausamste Lachen, das ihr je gehört habt, hallte in dem kleinen Häuschen wider. Vafer und Dulcis weinten, während Liberalis sie so fest sie konnte an sich drückte, doch Animosus, der Vater, hielt dem Blick des Teufels stand.

„Solange ich lebe, werde ich nicht aufhören, für das Gute zu kämpfen! Hörst du? Solange ich lebe!"

Ob dieser Unverfrorenheit wurde der Teufel natürlich noch viel zorniger.

„Ihr Lumpenpack, wie könnt ihr es wagen?! Ihr wollt mich bekämpfen? Vielleicht gelingt es euch ja, wenn ihr selbst als Unkraut in eurem Garten steht! Und glaubt mir, ich werde euch zu ‚ernten' wissen! Hahahaha!"

Nur eine einzige Handbewegung genügte, und die winzige Küche war wie leer gefegt.

Hinter dem Haus jedoch, im Garten, sprießten vier junge Brennnesselstauden frisch und grün. Der Teufel rauschte hinaus, streckte die Hand aus und wollte die ganzen Brennnesseln mitsamt den Wurzeln ausreißen. Doch in dem Moment, in dem seine langen, krummen Finger die zarten Blätter der jungen Pflanzen berührten, durchfuhr ihn ein stechender Schmerz. Seine Hände wurden blutrot, waren von juckenden, brennenden Bläschen übersät und schwollen so stark an, dass er sie kaum noch bewegen konnte. Er verstand nicht, was geschehen war, doch so oft er es auch versuchte, er konnte die Pflanze nicht berühren.

Er tobte vor Wut, seine Finger schmerzten, sein Stolz war zutiefst verletzt, und er hatte für das alles keine Erklärung. Er brüllte so laut, dass die Erde bebte, so stark, dass sogar die schreckliche Höhle einstürzte. Mit einem Krachen, so laut, dass man es mit nichts vergleichen kann, und einem Blitz, heller, als ihn jemals jemand gesehen hatte, verschwand er, und nie wieder wurde er im Mühlviertel gesehen.

Könnt ihr euch vorstellen, was geschehen war? Ganz genau, der gute Gott, zu dem die Wichtelfamilie noch gebetet hatte, konnte das nicht geschehen lassen. Zwar konnte er nicht verhindern, dass der Teufel die armen Wichtel in Brennnesseln verwandelte, doch seit diesem Tag wachsen auf der ganzen Pflanze Brennhaare, die die Pflanze schützen, und jedem, der sie berührt, sehr schmerzhafte Schwellungen verursachen.

Doch auch die guten Eigenschaften der Brennnessel sind den Menschen bis heute bekannt. Noch immer wird sie vor allem im Frühling gesammelt und als Tee getrunken oder als Suppe oder Spinat gegessen, um den Körper nach einem langen, harten Winter wieder zu reinigen und zu stärken – erst recht im Mühlviertel.

Tipps und Tricks

Was brennt Tag und Nacht und verbrennt doch nicht?

(Spruch)

Der liebe Gott gab dieser Pflanze das Feuer als Schutz gegen die Ausrottung; denn sie ist beliebt bei den Tieren, von der Schmetterlingslarve bis zur Kuh. Sie wäre schon lange mit Wurzel und Stiel ausgerottet, wenn nicht ihre Brennhaare sie vor der unvernünftigen Naschhaftigkeit schützen würde.

Tricks zur Brennnesselernte:
Greifen Sie fest zu, damit die Brennhaare Ihrer Haut nichts anhaben können. Oder tragen Sie einfach Gartenhandschuhe.

Brennnesselwein:
Übergießen Sie etwa 2 Handvoll Samen mit einem guten Weißwein, und lassen Sie ihn eine Woche lang ziehen – an einem hellen Platz, aber nicht direkt in der Sonne (z.b. an einem Fenster im Norden). Täglich schütteln, dann absieben und „likörgläschenweise" genießen. Dieser Wein stärkt das Herz, kräftigt Haut und Haar und regt die Lebenslust an. Ein Geheimtipp für Frauen und Männer in und nach den Wechseljahren.

Basteln mit Brennnesseln:
Schachteln und Schraubgläser eignen sich bestens zum Aufbewahren der getrockneten Brennnesselblätter. Damit man gleich sieht, was drin ist, werden gepresste Brennnesselblätter aufgeklebt: Frische Blätter in Büchern oder in einer Blumenpresse pressen. Die zu beklebende Oberfläche gleichmäßig und dünn mit Servietten-Technik-Lack bestreichen, die Blätter auflegen und nochmals mit Lack überstreichen. Trocknen lassen.

Baumwollsäckchen:

Den Stoff waschen, damit die Imprägnierung entfernt wird, und trocknen lassen. Servietten-Technik-Lack auf die zu beklebenden Stellen satt auftragen, die gepressten Brennnesselblätter auflegen und nochmals überstreichen.

Kulinarisches

Nicht nur die Schmetterlingsraupen vom Tagpfauenauge und Kleinen Fuchs lassen sich die Brennnessel schmecken, auch wir haben viele schmackhafte Rezepte zur Zubereitung gefunden.

Üblicherweise wird die Brennnesselsuppe oder zumindest der Brennnesselspinat erwartet, wir möchten Ihnen aber ein anderes Rezept vorschlagen, das vor allem bei Kindern und Jugendlichen großen Anklang findet.

Genussrezept Brennnessel-Chips

> Die Brennnesselblätter werden gewaschen und von den Stielen abgezupft. Die Blätter mit Öl und etwas grobem Salz mischen.

> Auf ein Backpapier oder direkt auf dem Backblech ausbreiten und bei 150° C ca. 15–25 Minuten backen.

> Als Öl eignet sich besonders gut Kürbiskernöl oder Leinsamenöl, aber auch ein qualitativ hochwertiges Olivenöl gibt den Brennnesseln einen guten Geschmack.

> Diese Chips sind eine würzige Knabberei und stellen locker die Kartoffelchips in den Schatten.

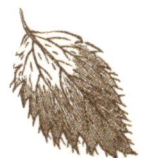

Hagebutte

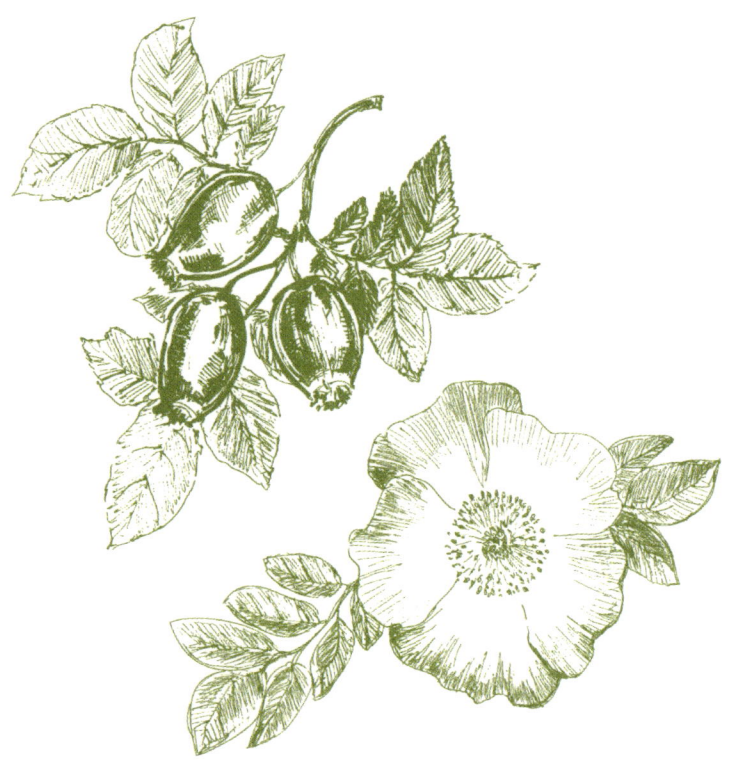

Steckbrief wissenschaftlich

Die Hagebutte, auch *Fructus cynosbati* genannt, ist die Frucht der Hundsrose, *Rosa canina*. Wie der Name schon sagt, gehört sie zur Familie der Rosengewächse, der Rosaceae.

Es handelt sich dabei um einen sehr häufigen, 1–3 m hohen Strauch. Unter Sträuchern versteht man ausdauernde Holzgewächse, deren Äste dem Stamm dicht über oder kurz unterhalb der Erdoberfläche entwachsen. Die Blätter fallen im Herbst ab (vgl. WELLE, 2006, 112). Die Äste der Hundsrose sind aufrecht oder bogig überhängend. Sie besitzen unzählige kräftige, gekrümmte Stacheln. Stacheln nennt man leicht zu entfernende Auswüchse der Oberhaut der Sproßachse (vgl. WELLE, 2006, 50). Die kahlen Blätter sind wechselständig, unpaarig gefiedert und fünf- bis siebenteilig. Sie sind verkehrt eiförmig, und der Blattrand ist scharf gezahnt. Bei Rosengewächsen findet man in den Blattachsen immer Nebenblättchen.

Die Hauptblütezeit der Hundsrose ist der Juni. Die endständigen Blüten sind hellrosa oder weiß und kommen meistens einzeln, selten in drei- oder vierblütigen Rispen vor. Die Blüten von Rosengewächsen sind immer radiär und haben stets fünf Kelch- und fünf Kronblätter. Die Kelchblätter der Hundsrose werden in einem einfachen Merksatz sehr anschaulich beschrieben:

Es waren 5 Brüder,
2 hatten einen Bart,
2 hatten keinen Bart,
1 hatte einen halben Bart
(Hauser, Juni 2012)

Ab September erscheinen die ca. 2 cm langen, eiförmigen, roten Früchte. In Wahrheit handelt es sich dabei um Scheinfrüchte, die eigentlichen Früchte sind die landläufig als Samen bezeichneten Nüsschen im Inneren. Außerdem findet man im fleischigen Schalenkörper auch noch Härchen, die Kinder gerne als Juckpulver verwenden und die Schmerzen, Juckreiz und Allergien auslösen können.

Die Hundsrose ist in ganz Europa und Asien heimisch, kommt aber auch in Nordamerika vor. Am liebsten wächst sie in Laubwäldern, an Waldrändern und in Hecken und Gebüschen. Sie bevorzugt lockere Böden.

Als Teedroge sind die geschnittenen Scheinfrüchte mit (*Fructus cynosbati cum semine*) oder ohne Samen (*Fructus cynosbati sine semine*) im Einsatz. Hin und wieder bekommt man auch nur den Samen. Natürlich werden auch Rosenblüten oder das daraus gewonnene ätherische Öl verwendet. Doch dabei handelt es sich im Normalfall nicht um *Rosa canina*, sondern um verschiedene Duftrosenarten mit einem höheren Anteil ätherischen Öls.

Die Hagebutte hat einen sehr hohen Gehalt an Vitamin C, Pektin, Gerbstoffen, Zucker, Fruchtsäure, Carotinoiden und Flavonoiden.

Hausapotheke

Wissenschaftlich belegt ist nur die Unterstützung der Therapie bei Vitamin-C-Mangel, da die Hagebutte häufig einen Vitamin-C-Gehalt bis zu 1,7 % aufweist (WICHTL, 1998, 206). Lediglich die Acerolakirsche beinhaltet mehr Vitamin C. Heute wird die Hagebutte jedoch in erster Linie zur Geschmacksverbesserung von Kräutertees empfohlen.

In der Volksmedizin wurde sie allerdings immer schon sehr vielseitig verwendet. Aufgrund des hohen Pektin- und Fruchtsäuregehaltes spricht man ihr eine milde laxierende und diuretische Wirkung zu (vgl. WICHTL, 1998, 206). Bei Fieber wird sie als schweißtreibendes Mittel und als besonders geeigneter Durstlöscher eingesetzt. Auch bei Nierensteinen, verdorbenem Magen, zur Blutreinigung und bei zu starker Periode ist sie das Mittel erster Wahl. Hildegard von Bingen empfahl die Hagebutte bei Lungenschmerzen (HIRSCH und GRÜNBERGER, 2012, 286).

Die Kerne der Hagebutte geben einen wunderbaren Tee mit ganz einzigartigem Aroma. Die pulverisierten Nüsschen erinnern, mit kochendem Wasser übergossen, an Vanille und werden bei Blasen- und Nierenerkrankungen, ferner auch bei Steinleiden, Gicht, Rheuma und Ischias eingesetzt. Es wird auch die entzündungshemmende und schmerzlindernde Wirkung bei Arthrose getestet. Zuverlässige Ergebnisse gibt es im Moment allerdings noch nicht (ÖSTERREICHISCHE APOTHEKERKAMMER, s.a., s.p.).

Aus den Samen kann man ein klares, hellgelbes bis orangerotes Öl herstellen. Es wird in der Medizin zur Pflege besonders trockener, schuppiger und rissiger Haut verwendet. So findet es auch Einsatz bei Psoriasis, Ekzemen und starken Pigmentveränderungen, aber auch bei Verbrennungen und Verletzungen des Zahnfleisches und der Mundschleimhaut.

Will man aus der Hagebutte ein bekömmliches, wohlschmeckendes Getränk zubereiten, gibt man einen gehäuften Teelöffel getrocknete Hagebutten, egal ob mit oder ohne Kerne, in ca. 250 ml kaltes Wasser und lässt alles aufkochen. Nun darf der Aufguss noch 10 Minuten nachziehen, bevor er abgeseiht und warm oder kalt genossen wird.

Anwendung in der Küche

Wir haben uns entschieden, über die Hagebutte und nicht über die ganze Rose zu schreiben. Interessant ist, dass man bereits im Mittelalter, eher im Süden Europas, Rosen und Kräuter nebeneinander in dasselbe Beet setzte. Ließen sich doch über die Rose wunderbare Texte über ihre herrlichen Anwendungen in der Kulinarik schreiben, mit Rosenblüten parfümierter Wein, die duftenden Blüten als Zutat zu Süßspeisen ... Die Hagebutte ist die Frucht der Hundsrose, *Rosa canina*. Wie wir schon wissen, handelt es sich eigentlich um eine Scheinfrucht.

Im rauen Mühlviertel wurde hauptsächlich die Frucht, die Hagebutte, zum Verzehr verwendet. Aus diesem Grund beschränken wir uns hier auf die Bedeutung der Hagebutte als Genussmittel. Vom Geschmack ist sie leicht säuerlich. Nach dem ersten Frost gesammelt, schmecken die Hagebutten süßer und sind auch einfacher zu verarbeiten, da sie weicher werden. Nach dem Sammeln sollen die Kerne entfernt werden. Ist dies zu mühsam, kann auch ein Mus hergestellt werden, indem man die Hagebutten in warmem Wasser einweicht und anschließend weiterverarbeitet.

Vorwiegend kocht man Marmelade, das sogenannte Hägemark. Dieses kann als würzende Beilage zu Fleisch gereicht werden. Auch als Fülle für Biskuitrouladen und Torten wird es gerne genommen. Dafür nur reife Früchte nach dem Frost pflücken.

Die Hagebutte ist reich an Vitamin C, das jedoch durch den Kochvorgang fast verloren geht. Es hat sich gezeigt, dass durch die Aufbewahrung der frisch geernteten Hagebutten in einem Glas, mit Honig bedeckt, für 1–2 Wochen und dann abgeseiht, viel Vitamin C bewahrt werden kann. So erhält man auch einen sehr schmackhaften Hagebuttenhonig (KAISER, 2012, 94).

Ebenso kann der Vitamin-C-Gehalt dieser Scheinfrucht länger erhalten werden, wenn sie getrocknet aufbewahrt und als Teevorrat angelegt wird. Und hier sind wir bei der häufigsten Anwendung der Hagebutte: als wohlschmeckendem und Vitamin-C-reichem Getränk.

Nicht nur den Menschen schmeckt die Hagebutte, bei den Vögeln sind die schmackhaften Scheinfrüchte ebenfalls sehr begehrt. Auch hier haben sie den nützlichen Nebeneffekt, dass sie die Tiere in der kalten Jahreszeit mit wertvollen Vitaminen versorgen.

Steckbrief familiengerecht

Man nennt mich:
Hagebutte, aber auch Hetscherl, Hetschipetsch oder Rosenbeere.

Eigentlich heiße ich:
Fructus cynosbati und stamme von der *Rosa canina*.

So sehe ich aus:
Ich bin ein Strauch und werde bis zu 3 m hoch. Meine Äste sind mit Stacheln übersät, deswegen solltest du in meiner Nähe auch ein wenig vorsichtig sein, sonst kann es ziemlich schmerzhaft werden. Meine Blätter sind fünf- bis siebenteilig und unpaarig gefiedert. Ungefähr im Juni erstrahle ich in meiner ganzen Pracht und erfreue dich mit unzähligen hellrosa oder weißen Blüten. Ab September kannst du dann meine roten, eiförmigen Früchte ernten.

Dort findest du mich:

Besonders in Europa und Asien, aber auch in Nordamerika fühle ich mich wohl.

Hier fühle ich mich besonders wohl:

Ich liebe lockere Böden, genau so, wie man sie in Laubwäldern, an Waldrändern, in Hecken und Gebüschen vorfindet.

Das macht mich so wertvoll:

Vitamin C, Pektin, Gerbstoffe, Zucker, Fruchtsäure, Carotinoide und Flavonoide.

So schmecke ich:

Je nach Reife säuerlich bis süß.

Wie helfe ich dir:

Ich helfe dir, deinen Vitaminvorrat aufzufüllen, deswegen bin ich auch im Herbst besonders nützlich. Bei Erkältungen sollte ich besonders fleißig als Tee getrunken oder als Mus gegessen werden. Auch bei Bauchschmerzen könntest du mich einmal ausprobieren.

Genusstipp:

Beim Spazierengehen einfach ein paar Früchte abseits der Straße gut abwischen und fest kauen – schmeckt besser als jedes Vitaminzuckerl!

Aber Vorsicht!

Ich weiß zwar, dass man aus mir ein ganz hervorragendes Juckpulver machen kann, aber ein bisschen achtsam musst du dabei schon sein. Ich kann nämlich nicht nur Juckreiz verursachen, sondern auch Schmerzen und Allergien auslösen.

Wie die Hagebutte zu ihrem Namen kam

In einem kleinen Häuschen am Rande eines wunderschönen Laubwaldes stand ein klitzekleines, unscheinbares Häuschen. Es war einfach und bescheiden und bot doch genügend Platz für seine Besitzerin und ihre häufigen Besucher.

In diesem kleinen Häuschen lebte Hetschipetsch, ein reizendes, altes Weiblein mit langen weißen Haaren und liebevollen Augen. Traf man sie im Wald beim Pilzesuchen oder Kräutersammeln, trug sie immer einen langen roten Umhang und einen schwarzen Schlapphut.

Niemand wusste, wie alt Hetschipetsch war, oder wie lange sie schon in dem Häuschen lebte. Irgendwann war sie einfach da gewesen, und inzwischen war sie nicht mehr wegzudenken. Die Menschen aus den umliegenden Dörfern kamen zu ihr, wenn sie erkältet waren, wenn die Gicht sie plagte oder die Zähne wackelten. Hatten sie sich verbrannt oder verletzt, hatte Hetschipetsch ein rötliches Öl, das sie auf die schmerzhafte Stelle auftrug, und funktionierte die Verdauung nicht so, wie sie sollte, wusste sie auch Rat. Hetschipetsch war immer hilfsbereit und freundlich und stand den Menschen und Tieren mit Rat und Tat zur Seite.

Eines Tages kam ein junger Mann, völlig aufgebracht und verzweifelt. Der Schweiß stand ihm vor Anstrengung und Angst auf der Stirn. In seinen Armen trug er ein kleines Mädchen. Sein blondes Haar klebte an seinem Kopf, sein Gesicht war rot und fleckig, und es glühte vor Fieber. Hin und wieder wurde es von einem heftigen Husten geschüttelt.

„Hetschipetsch, du musst mir helfen! Unser Mariechen ist furchtbar krank, schon seit vielen Tagen! Sie hat Fieber, so hoch, dass man es gar nicht mehr messen kann, und dieser Husten quält sie Tag und Nacht! Seit Tagen isst sie nichts mehr, und nun will sie auch nichts mehr trinken!"

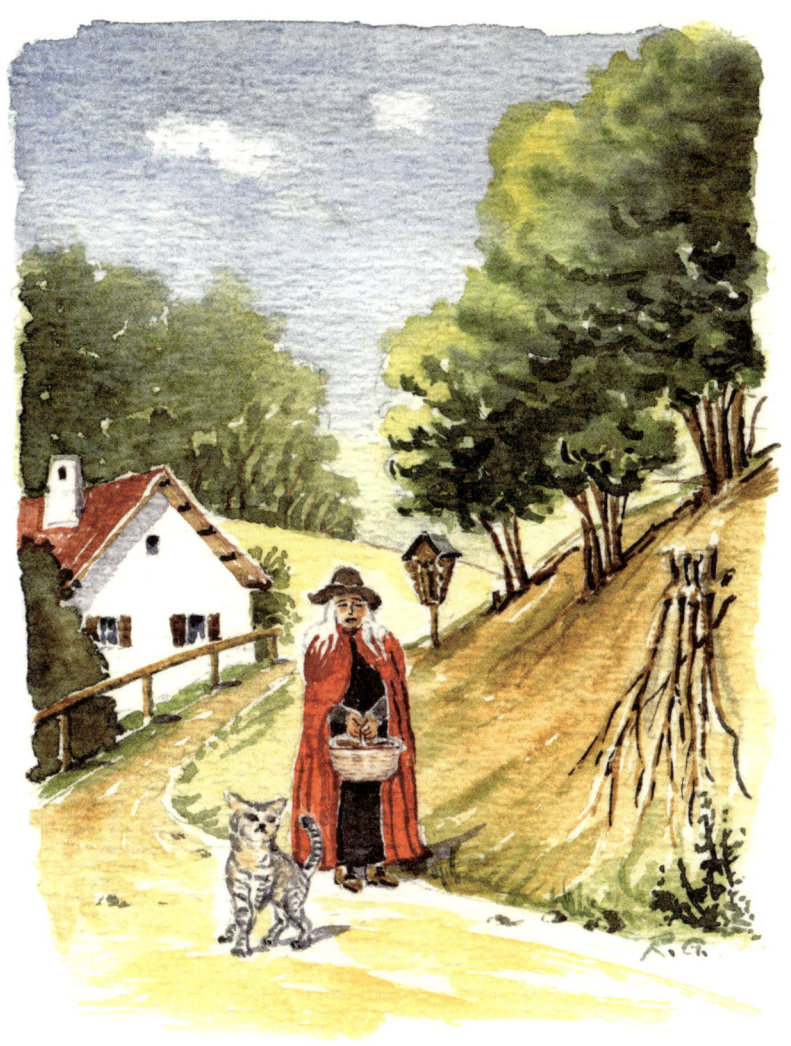

Hetschipetsch ließ den verzweifelten Vater ein und bereitete für Mariechen ein Lager. Sie machte ihr Umschläge, kochte Hagebuttentee,
um den Husten zu lindern, das Fieber zu senken, mit den Vitaminen
den kleinen Körper zu stärken und ihren Durst zu löschen. Sie trug
das Öl der Hagbuttennüsschen auf, um ihrer trockenen, rissigen
Haut Gutes zu tun, und sie nutzte all ihr Wissen, um dem kleinen
Mädchen zu helfen, doch nichts wollte wirken.

Nach einigen Tagen und Nächten, in denen Hetschipetsch und der Vater ununterbrochen bei Mariechen wachten, hörte das Herz des kleinen Mädchens auf zu schlagen.

Hetschipetsch versuchte den Vater zu trösten, ihm zu erklären, doch er war außer sich. Er wollte nicht verstehen, was da geschehen war, war traurig, mutlos, wütend auf sich selbst und die Welt und am allermeisten auf Hetschipetsch.

In seiner rasenden Wut stürmte er aus dem Haus und direkt zum König. Jetzt muss man sich vorstellen, dass das damals eine Zeit war, in der die Menschen sehr ungerecht behandelt wurden, und nur unter dem Verdacht zu stehen, eine Hexe zu sein, war ein sicheres Todesurteil. Der arme Vater, dessen Sinne durch den schrecklichen Verlust völlig verwirrt waren, ging also zum König, um ihm sein Leid zu klagen.

„Diese Hexe da draußen im Wald! Mit all ihren Kräutern und Salben und Tinkturen hat sie mein armes kleines Mädchen vergiftet! Verhext hat sie sie, und nun ist sie tot! Ihr müsst etwas unternehmen, bevor es uns noch allen so geht!"

Natürlich wurde der König sofort aufmerksam. So etwas konnte er in seinem Reich nicht dulden, und obwohl auch er schon Rat und Hilfe bei Hetschipetsch gesucht und gefunden hatte, schickte er jetzt seine Soldaten zum kleinen Häuschen, um Hetschipetsch zu holen und ins Verlies werfen zu lassen.

Das Donnern der Pferdehufe und das Bellen der Bluthunde waren ohrenbetäubend. Unheilverkündend näherten sich die Geräusche dem kleinen Häuschen. Hetschipetsch wusste, dass der Vater kein schlechter Mensch war und ihr im Grunde seines Herzens nichts Böses wollte. Doch genauso wusste sie, dass sie fliehen musste, wenn sie dem Tode entrinnen wollte. Hastig packte sie das Nötigste zusammen und wollte sich auf den Weg machen. Doch als sie die Türe öffnete, sah sie sie schon kommen! Als wollten sie in den Krieg ziehen, stürmten unzählige Soldaten durch den Wald, riesige Hunde rannten umher und machten einen Höllenlärm.

Schnell warf sie die Tür ins Schloss und floh durch ein Fenster an der Rückseite des Hauses direkt in den Wald. Sie rannte, so schnell sie konnte, doch sie war schon sehr alt und konnte nicht mehr so schnell laufen, und schon bald hörte sie ihre Verfolger direkt hinter sich. In ihrer Angst kniete sie mitten im Wald nieder und begann zu beten. Sie dankte Gott für das erfüllte Leben, das er ihr beschert hatte, und bat ihn nun um seine Gnade.

Doch was nun geschah, war so unglaublich, dass der ganze Lärm verstummte und die Zeit stillzustehen schien. Alles hielt mitten in der Bewegung inne, um nichts von diesem Schauspiel, das sich hier bot, zu verpassen.

Der Körper des alten Weibleins zerfiel vor ihren Augen zu Staub, völlig lautlos und ohne großen Aufhebens. Und aus dem Häufchen, das übrig blieb, wuchs mit einem Mal ein Strauch, riesengroß mit langen Ästen und Blättern, die sich bereits herbstlich verfärbt hatten, und kleinen, roten Früchten.

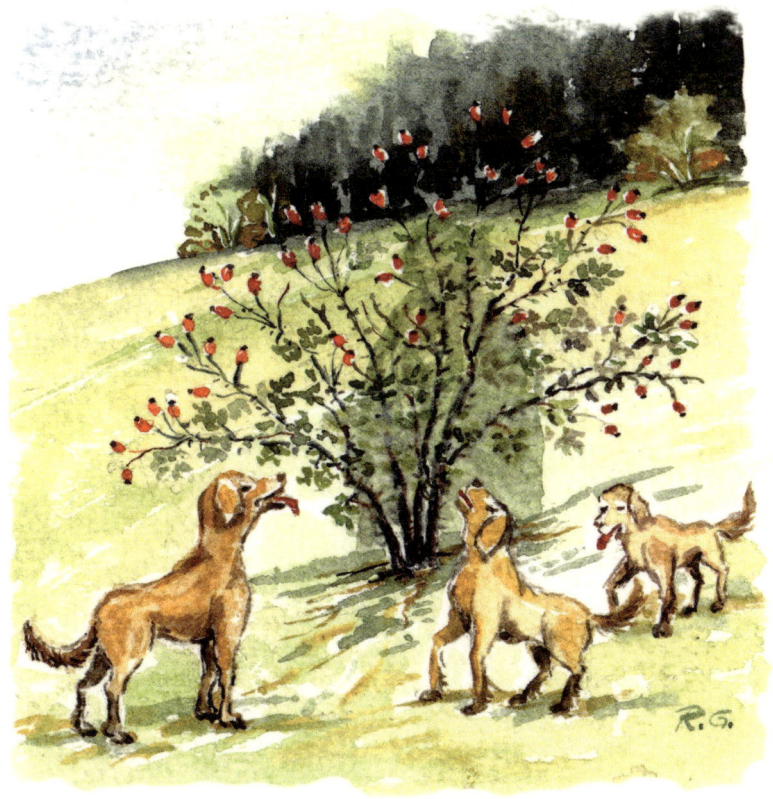

Die Soldaten waren starr vor Schreck und glotzten mit vor Staunen weit geöffneten Mündern auf den Strauch. Die Hunde hatten ihre Schwänze eingezogen und sich winselnd verkrochen.

Nach einiger Zeit lösten sich die Männer aus ihrer Starre und wagten sich langsam und vorsichtig näher an den Strauch heran, doch kaum versuchten sie ihn zu berühren, setzte er sich mit unzähligen kräftigen Stacheln zur Wehr.

Mit zerkratzten Gesichtern und Händen und zerfetzter Kleidung kehrten sie reumütig ins Schloss zurück.

Den Strauch findet man heute noch in Wäldern und an Waldrändern. Seine fast weißen, einfachen Blüten erinnern an das weiße Haar von Hetschipetsch, und wenn man genau hinsieht, erkennt man in den kleinen, eiförmigen Früchten den roten Umhang und den schwarzen Schlapphut. Und obwohl ihr so übel mitgespielt wurde, steht das alte Weiblein heute noch im Dienste der Menschen. Jedes Kind bei uns im Mühlviertel kennt Hetschipetschi und weiß, dass man mit diesen Früchten, die man am besten nach dem ersten Frost erntet, wohlschmeckende Marmeladen und hilfreiche Tees zubereiten kann.

Tipps und Tricks

*„Ein Männlein steht im Walde, ganz still und stumm, es hat vor
lauter Purpur ein Mäntlein um ..."*

Fast jedes Kind und die Erwachsenen können sich an das volkstümliche Lied erinnern. Das Lied bezieht sich nicht, wie landläufig vermutet wird, auf den Fliegenpilz, sondern auf unsere heimische Wildrose, die Hagebutte.

Ein gemeines Juckpulver lässt sich aus den Borstenhaaren im Inneren der Scheinfrüchte gewinnen. Daher ist es sinnvoll, beim Entkernen der Hagebutten Handschuhe zu tragen.

Für den Nikolaus oder Krampustag lassen sich wunderschöne, schmackhafte Manderl basteln.

Kulinarisches

Hagebutten habe ich schon in meiner Kindheit sehr gerne gesammelt, allerdings weniger zum Verkochen, sondern eher zur Gewinnung von Juckpulver, mit dem wir dann einen Heidenspaß hatten. Wenn wir die Früchte verzehrten, dann wegen ihres leicht süß-säuerlichen Geschmacks, allerdings war es mühsam und immer eine Spuckerei.

Damit Kinder diesen besonders aromatischen Geschmack trotzdem heute noch kennenlernen, habe ich hier ein süßes Rezept gefunden. Die Kombination Hagebutte mit Topfen verursacht eine wahre Explosion auf den Geschmacksknospen – probieren Sie es aus!

Genussrezept Hagebuttenpüree mit Topfen

- 400 g Hagebutten
- 150 ml Wasser – für Erwachsene kann auch Rotwein
  genommen werden
- Saft einer Mandarine
- Zitronenschale
- 150 g Topfen
- 4 EL Sauerrahm
- 20 g Zucker

> Die Hagebutten waschen, Stiel und Flügerln wegschneiden. Früchte halbieren und entkernen (Juckreiz – daher Handschuhe anziehen).

> Wasser aufkochen, Hagebutten zugeben und bei schwacher Hitze weich kochen. Danach die weichen Früchte pürieren und durch ein Sieb streichen.

> Mandarinensaft, Zitronenschale und Zucker unter das ausgekühlte Mus rühren – in Gläser oder Schalen füllen und kühlstellen.

> Topfen mit dem Sauerrahm und wenig Zucker glattrühren und über die erkaltete Masse geben.

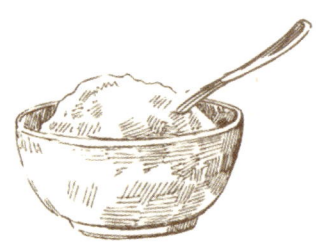

Holunder

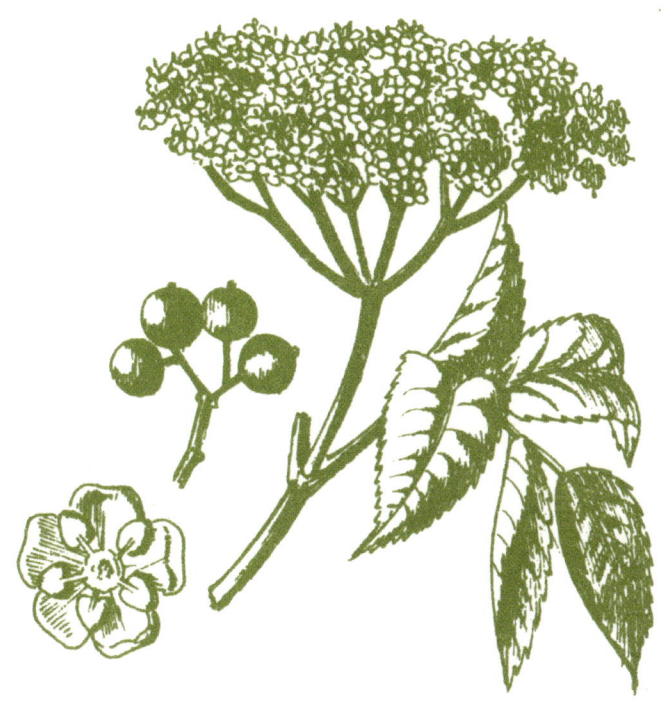

Steckbrief wissenschaftlich

Der Holunder, *Sambucus nigra*, gehört zur Familie der Caprifoliaceae, der Geißblattgewächse.

Es handelt sich dabei um einen ausdauernden, bis zu 11 m hohen Strauch oder kleinen Baum mit stark verzweigten Ästen. Die Äste sind hohl und mit einem weißen, schaumstoffartigen Mark gefüllt. Die gegenständigen Laubblätter sind unpaarig gefiedert und entwickeln sich meist im März und April. Von Mai bis Juli erscheinen große, flache Schirmrispen aus vielen gelblichen Einzelblüten mit einem intensiven, für den Holunder ganz typischen Duft. Von August bis September reifen die zuerst roten, dann fast schwarzen Steinfrüchte heran. In rohem Zustand sind sie leicht giftig und können zu Durchfall und Erbrechen führen, gekocht jedoch sind sie eine weit verbreitete Zutat in der regionalen Volksmedizin und Küche.

Der schwarze Holunder ist in Mitteleuropa eine der häufigsten Straucharten, kommt allerdings auch im Rest von Europa, in Sibirien, im Kaukasus, Indien, Kleinasien und Nordafrika vor. Mit ein Grund für sein weites Verbreitungsgebiet ist die Tatsache, dass er sehr robust und anspruchslos ist, er ist frosthart und gedeiht sehr gut im Halbschatten, an Waldlichtungen und an Wegrändern. Sehr häufig findet man ihn auch in der unmittelbaren Nähe von Häusern und Siedlungen.

Die Hauptinhaltsstoffe der Holunderblüten sind 0,03 %–0,14 % ätherisches Öl aufgrund des hohen Anteils an freien Fettsäuren von butterartiger Konsistenz, bis zu 1,8 % Flavonoide, davon großteils Flavonole und deren Glykoside, Triterpene und Phenolcarbonsäuren. Die Beeren enthalten die Flavonoidglykoside Rutin, Isoquercitrin und Hyperosid, 3 % Gerbstoffe, die Anthocyanglykoside Sambucin, Sambucyanin und Chrysanthemin sowie deren Diglykoside und Glucosidderivate, ein ätherisches Öl mit 34 identifizierten Aromastoffen, Zucker, Fruchtsäuren und Vitamine, vor allem Vitamin C. In den Samen befindet sich das cyanogene Glykosid Sambunigrin, das für die Giftigkeit der rohen Holunderbeeren verantwortlich ist (vgl. WICHTL, 1989, 237, 239f).

Die getrocknete Droge besteht ausschließlich aus den getrockneten, gelblich-weißen, gerebelten, von den Blütenständen befreiten Einzelblüten bzw. den getrockneten, runzeligen, dunkel-violett-schwarzen Beeren. Während die Blüten einen sehr intensiven, süßlichen, honigartigen Geruch haben und einen hellgelben Aufguss mit süßem, aromatischen Geruch und Geschmack ergeben, riechen die Beeren verhältnismäßig wenig. Sie ergeben einen dunkelroten Aufguss und werden deswegen häufig in Früchtetees als „Farbgeber" verwendet.

Aus den frischen Beeren werden Säfte und Marmeladen hergestellt, die sowohl in der Küche als auch in der Volksmedizin Verwendung finden. Geschmacklich ist die Holunderbeere säuerlich und herb. Der typische Holundergeschmack ist nicht jedermanns Sache.

Hausapotheke

Den Blüten konnte nur eine leicht diaphoretische (schweißtreibende) Wirkung wissenschaftlich nachgewiesen werden. Welche Inhaltsstoffe dafür verantwortlich sind, ist bis heute unklar. Das ist auch der Grund, warum sie von vielen Autoren angezweifelt und eine Wirkung eher auf die hohen Mengen heißer Flüssigkeit zurückgeführt wird.

In der Volksmedizin wurden und werden heute noch Holunderblüten bei fieberhaften Erkältungskrankheiten als schweiß- und harntreibendes Mittel eingesetzt. Außerdem werden sie als mildes, schleimlösendes Mittel geschätzt. Auch bei Schlafstörungen und Albträumen soll Hollertee gute Dienste leisten.

Obwohl man in Studien feststellen konnte, dass durch Gabe von Holunderbeerensaft Grippesymptome reduziert werden konnten und die auftretenden Beschwerden schneller abklangen, wird er heute nicht mehr als Arzneimittel, sondern nur noch als Nahrungsergänzungsmittel eingestuft (vgl. KUBELKA und OBMANN, 2012, s.p.).

Die Volksmedizin sieht das jedoch anders. „Die Droge und der Saft der frischen reifen Früchte werden bei Verstopfung, zur Anregung der Harnausscheidung und als schweißtreibendes Mittel bei Erkältungskrankheiten eingenommen. Der Saft wird auch zur Behandlung von Ischias, Kopfschmerzen, Zahnschmerzen, Herzschmerzen, Nervenschmerzen, insbesondere bei Schmerzen des dreiästigen Gesichtsnervs (Trigeminus-Neuralgien) verwendet.
Die Wirkung der Holunderbeerenzubereitungen bei den genannten Anwendungsgebieten ist derzeit nicht belegt" (SCHILCHER, 2008, 87). Seltener verwendet wurden die Blätter zur Blutreinigung und Entgif-

tung, aber laut Dioskurides auch äußerlich als Auflage bei Geschwüren und Furunkeln. Die Rinde, von oben nach unten geschält, soll abführend wirken, von unten nach oben geschält soll sie den Brechreiz anregen (vgl. HIRSCH und GRÜNBERGER, 1999, 136).

Generell war die Beziehung der Menschen zum Holler immer schon sehr gespalten, war er doch der Baum des Lebens und des Todes in einem und galt auch als das Tor zwischen den Welten.

In der germanischen Mythologie war er eine hochgeschätzte Pflanze und der Sitz der Göttin Holda, die das Leben der Pflanzen und Tiere beschützte. Deswegen brachten die Germanen ihrer Göttin unter dem Holunderstrauch ihre Opfer dar. Man dachte auch, dass die Seelen der ungeborenen Kinder im Holunderstrauch zu Hause sind, daher kommt wahrscheinlich auch der Kinderreim:

„Ringel ringel reier, sind der Kinder dreier,
sitzen unterm Hollerbusch,
machen alle husch husch husch."

Der Holunder ist ein typischer „Hausbaum" und wurde gern in die Nähe von Häusern gesetzt, um diese gegen böse Geister und Blitzschlag zu schützen. Gleichzeitig wurde ihm eine sehr zwiespältige Beziehung zu Dämonen und Hexen zugeschrieben. So dachte man z.b., dass das Holz, aus dem Hexenbesen gemacht wurden, vom Holler stammen müsste (vgl. WEINZIERL, s.a., s.p.).

Für einen wohlschmeckenden, hilfreichen Aufguss übergießt man einen TL Holunderblüten mit 250 ml kochendem Wasser und lässt dies 10 Minuten ziehen.

Holunderblütentee trinkt man nach Bedarf. Bei fieberhaften Erkältungskrankheiten sollten mehrmals täglich, besonders aber in der zweiten Tageshälfte, 1–2 Tassen getrunken werden.

Anwendung in der Küche

Vom Holler werden sowohl die Blüten als auch die ausgereiften Beeren in der Küche verwendet.

Die Hugenotten, von Friedrich Wilhelm im 17. Jahrhundert per Edikt in sein kurfürstliches Reich geholt, machten aus dem Holler, der vorher rein zu medizinischen Zwecken genutzt worden war, ein Kulinarium. Das tiefrote Hollermus mit dem starken, leicht rauchigen Beerenaroma wurde zum Rotweinersatz. Ähnlich dem italienischen Pesto wurde es zudem zum Würzen von Saucen für Wild- und Fischgerichte verwendet. Das Mus blieb auf Reisen lange haltbar und war bei französischen Seeleuten aufgrund seines Vitamin-C-Gehalts als sicheres Mittel gegen Skorbut bekannt. Holundermus schmeckt nicht nur gut, sondern ist zudem blutreinigend und hat eine positive Wirkung auf den Magen.

Die unterschiedlichen Namen für den Holunder führen oft zu Verwirrung. In manchen Alpentälern wird er bis heute „Flieder" genannt. Nicht jeder weiß, dass der oft empfohlene Fliedertee nichts anderes als der bekannte Holunderblütentee ist (vgl. WIEGELE, 2013, 42).

Bis Ende Juni bringt der Holler seine weißen, weithin duftenden Blütendolden hervor. Bei uns im Mühlviertel werden um diese Zeit ganz besonders gern Hollerkrapfen, ein typisches, regionales Gericht, gekocht.

Auch der bekannte Hollersirup wird im Frühsommer hergestellt. Sowohl Krapfen als auch Sirup werden mit den frischen Blüten zubereitet. Am besten eignen sich voll aufgeblühte Holunderblüten. Werden sie an geeigneten Stellen gesammelt, genügen ein Abschütteln und Ausbrechen der blattlausbefallenen oder kranken Stellen. Die groben Stängel sollten nicht verzehrt werden.

Verwendet man die Holunderbeeren, ist es wichtig, nur die wirklich reifen Früchte zu verkochen. Vor einem Rohverzehr wird unbedingt abgeraten, da sie Übelkeit und Erbrechen auslösen können. Erst bei Erhitzen über 80° C wird der giftige Inhaltsstoff Sambunigin zerstört.

Die reifen, blauschwarzen Früchte sollten sofort nach der Ernte weiterverarbeitet werden. Dank seiner dünnen Haut und des hohen Flüssigkeitsgehaltes eignet sich der Holler hervorragend zum Entsaften (vgl. MAY, s.a., s.p.).

Ebenfalls eine regionale Spezialität des Mühlviertels ist das Hollerkoch, eine Art Kompott. Mit Äpfeln verfeinert wird es als Zuspeise zu Grießschmarrn oder Kaiserschmarrn gereicht. Da der Holler kaum eigene Gelierstoffe enthält, muss bei der Herstellung von Gelees oder Marmeladen eine ausreichende Menge an Gelierzucker verwendet werden. Gut schmecken Mischungen mit Äpfeln, Zwetschken, Birnen oder Brombeeren, wozu sich Zimt als zusätzliches Gewürz anbietet.

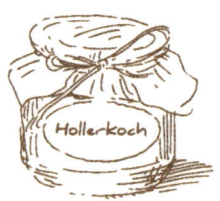

Steckbrief familiengerecht

Man nennt mich:
Holunder oder Holler

Eigentlich heiße ich:
Sambucus nigra

So sehe ich aus:
Ich bin ein hoher Strauch oder kleiner Baum mit reich verzweigten Ästen. Meine Äste sind hohl und mit einem weißen, schaumstoffartigen Mark gefüllt. Meine gefiederten Blätter bekomme ich etwa zwischen März und April, von Mai bis Juli kannst du meine gelblich-weißen Blüten sammeln, an deren Duft du mich übrigens sofort erkennst.

Von August bis September trage ich dicke Trauben mit fast schwarzen Beeren, aus denen du sehr guten Saft oder Marmelade machen kannst.

Dort findest du mich:
Europa, Sibirien, Kaukasus, Kleinasien, Indien, Nordafrika

Hier fühle ich mich besonders wohl:
Im Halbschatten an Wegrändern, Waldlichtungen, besonders gern in der Nähe von Häusern und Siedlungen.

Das macht mich so wertvoll:
Ätherisches Öl, Flavonoide, Triterpene, Phenolcarbonsäuren. Die Beeren enthalten zusätzlich viele Vitamine und Mineralstoffe.

So schmecke ich:
Die Blüten süßlich, aromatisch, honigartig, die Beeren herb, säuerlich, etwas bitter.

Wie helfe ich dir:
Ich bin ein ideales Mittel bei Erkältungen, stärke die Abwehrkräfte, bin fiebersenkend und schweißtreibend und lasse dich gut schlafen.

Aber Vorsicht!
Meine Beeren solltest du nicht in rohem Zustand essen, denn dann könnte dir ziemlich übel werden!

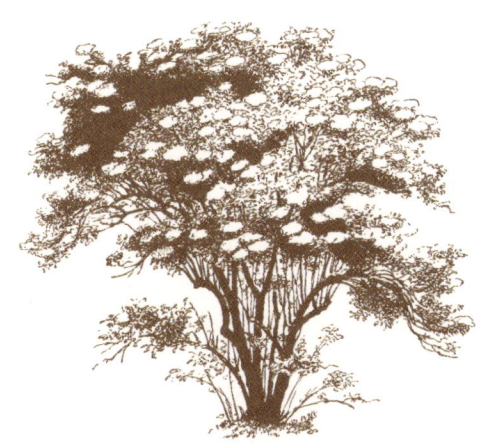

Liebe kann Berge und Hexen versetzen

Einst, vor langer, langer Zeit, stand ein kleines Häuschen am Rande einer wunderschönen Lichtung. Das Häuschen war sehr alt, die Fensterläden hingen schon ein wenig schief in den Angeln, das Holz war bereits ein bisschen morsch, und wenn der Wind wütend über die Lichtung fegte, dann zog es im Häuschen wie in einem Vogelkäfig. Wenn jedoch die Sonne morgens durch die Äste der umstehenden Bäume blinzelte, leuchtete die ganze Lichtung in einem goldenen Glanz, und abends, wenn die Sonne unterging, war die Welt in ein sanftes Rot getaucht und das Häuschen hätte nirgends anders stehen wollen. In dem kleinen Häuschen lebte ein junges Paar, Hans und Liese. Sie waren zwar arm, aber zufrieden. Der Hof warf gerade genug ab, dass es zum Leben reichte, im Garten wuchsen reichlich Obst, Gemüse und Kräuter, die fünf Hühner legten jeden Tag fünf Eier, im Stall standen eine Kuh, die genügend Milch gab, und ein Schwein, das im Herbst geschlachtet werden würde. Das Leben war oft schwer und die Arbeit mühsam, doch dank der innigen Liebe, die sie füreinander empfanden, konnten sie alles ertragen.

Nur eines fehlte Hans und Liese zu ihrem Glück. Sie wünschten sich nichts sehnlicher als ein kleines Kindlein. Und endlich, nach vielen Jahren geduldigen Wartens und Hoffens, brachte Liese ein kleines Mädchen zur Welt.

Nicht weit von der kleinen Lichtung jedoch lebte die Hexe Feralis. Ihr werdet es wahrscheinlich schon vermuten, Feralis war keine gute Hexe, sondern sehr böse und gemein und konnte Menschen auf den Tod nicht ausstehen. Das Schlimmste daran war, dass sie den beiden jungen Leuten ihr Glück missgönnte, denn Liese konnte etwas, das die Hexe niemals zustande bringen würde. Obwohl sie Unwetter herbeizaubern und den Menschen die schlimmsten Krankheiten schicken konnte, konnte sie doch niemals ein Kind gebären. Und deswegen wollte sie sich das Kind von Hans und Liese holen.

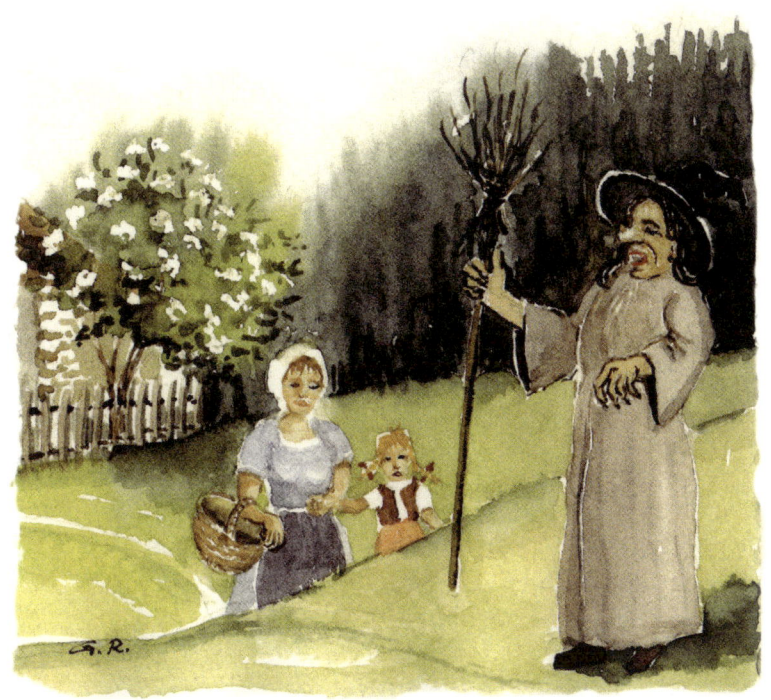

Dazu heckte sie einen gemeinen Plan aus. Sie schickte Liese ganz furchtbare Albträume, in denen ihr Kindlein schwer krank wurde und furchtbare Schmerzen ertragen musste, ein anderes Mal wurde es ein furchtbar schlechter Mensch, ein wahrer Tyrann, der seine Eltern und alle anderen Menschen quälte. Wieder ein anderes Mal musste Anna, so hieß das Mädchen, eines grausamen Todes sterben.

Liese litt ganz schrecklich darunter, konnte kaum noch schlafen, ja wagte noch nicht einmal mehr die Augen zu schließen! Hans war völlig verzweifelt, wusste weder ein noch aus. In seiner Ratlosigkeit setzte er sich unter einen Holunderstrauch, der neben dem kleinen Häuschen wuchs, und ließ seinen Tränen freien Lauf.

So viel Traurigkeit konnte der gute Geist, der in dem Strauch lebte, nicht ertragen.

„Hans, in all den Jahren hab ich dich nicht ein einziges Mal weinen gesehen. Was ist passiert?"

Und ohne auch nur einen Moment lang zu überlegen, klagte Hans dem Holunderstrauch sein Leid. „Ich glaube, Liese ist sehr krank, sie ist immerzu munter, kann nicht mehr schlafen, und wenn sie doch mal einschläft, quälen sie schreckliche Albträume. Und das alles gerade jetzt, wo sich unser innigster Wunsch endlich erfüllt hat! Und ich, ich kann gar nichts dagegen tun!" –

„Ich warne dich, ich fürchte, eine böse Hexe hat deine Liese verhext. Seid auf der Hut! Doch jetzt pflücke einige Blüten von meinen Ästen und bereite Liese täglich daraus einen Tee. Sie soll ihn abends vor dem Zubettgehen trinken, und schon bald wird sie wieder schlafen."
Genau das machte Hans, und nach drei Tagen konnte Liese endlich wieder schlafen.

Feralis jedoch wurde furchtbar zornig, sie konnte sich nicht erklären, wie es Hans geschafft hatte, Liese von ihrer Schlaflosigkeit zu heilen. Sie war vor Wut so außer sich, dass sie Anna eine böse Krankheit schickte. Das Mädchen bekam hohes Fieber, sein Gesichtchen glühte, es wurde immer schwächer, jeder Zentimeter seines kleinen Körpers schmerzte, und es hustete so stark, dass es kaum atmen konnte.
Wieder ging Hans zum Holunderstrauch und setzte sich darunter.
„Hans, was ist diesmal passiert?" –
„Unsere geliebte Anna ist krank! Hohes Fieber quält sie, und der Husten lässt sie kaum Luft holen!" Und wieder sollte er Blüten pflücken, einen Tee bereiten und ihn mit Honig süßen. Davon sollte Anna dreimal täglich trinken, und im Herbst sollte er aus den Beeren des Strauches einen Saft machen und dem Kind den ganzen Winter hindurch jeden Tag zu trinken geben. Außerdem sollte er gut darauf achten, dass Liese das Badewasser ihres Kindes immer nur unter dem Holunderstrauch ausleerte. Auch diesmal befolgte Hans die Anweisungen des Holunderstrauches ganz genau, und auch Anna wurde geheilt.
Das machte Feralis natürlich noch viel zorniger, und weil sie wissen wollte, wie Hans es immer wieder schaffte, seine Familie zu beschützen, rauschte sie mit all ihrem Zorn und ihrer Wut zum Häuschen. Sie würde sich das kleine Mädchen einfach holen!

Doch halt, was war plötzlich geschehen? Sie konnte keinen Schritt in die Nähe des Kindes setzen! Und da sah sie ihn! Da stand der Holunderstrauch, gleich neben dem Häuschen, und wachte über alle, die darin lebten. Er besaß sogar die Frechheit, ihr milde zuzulächeln!

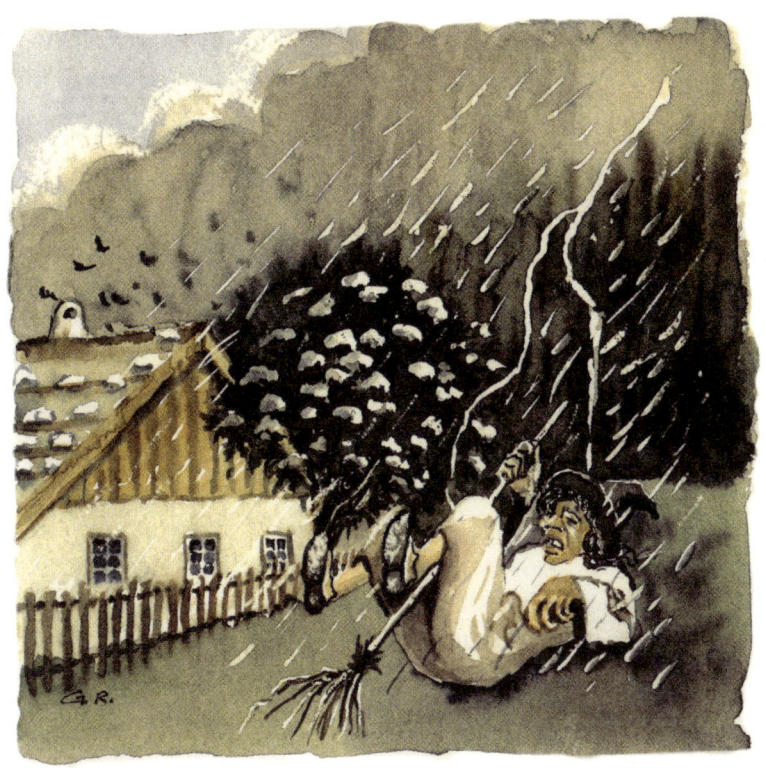

Die Hexe packte eine unbändige Wut, sie tobte und kreischte, sie ließ ein schreckliches Unwetter aufziehen, der Blitz schlug in die Bäume rund um das Häuschen ein, und es donnerte so furchtbar, dass es klang, als ob die Welt untergehen würde. Doch egal, was sie auch hexte, Anna konnte sie nicht erreichen. Und plötzlich, als ihre Wut ihren Höhepunkt erreicht hatte, hörte man einen lauten Knall, und mit einem Blitz, der viel heller war als alle je zuvor, verschwand Feralis von der Lichtung.

Und was glaubt ihr jetzt? Wo wächst der Holunder heute noch, so wie auch damals schon, am allerliebsten?

Ganz genau, noch heute wächst der Holunder am liebsten in der Nähe der Menschen, hütet ihre Häuser und bewacht sie vor bösen Geistern, Hexen und allem anderen, das Schaden anrichten könnte.

Tipps und Tricks

Holunder – die Apotheke des armen Mannes.

Vor dem Holunder soll man den Hut ziehen.

(Spruch)

Die Hüterin des Hollers ist Frau Holle, die Hexengöttin in Gestalt der „Alten" oder auch die Gattin des Todes. In der Volksmedizin spielte immer auch die Magie eine gewisse Rolle.

Eine interessante Bedeutung hat der Holler bei der Vertreibung von Warzen: Früher, und da und dort auch noch heute, gab es fachkundige „Wender", die viele Sprüche kannten/kennen, mit denen die Warzen „besprochen" werden:
Zuerst zählt man genau, wie viele Warzen der/die Betroffene hat. Dann reißt man einen Holunderzweig ab und schneidet ebenso viele Kerben hinein. Den Zweig wirft man in einen Bach, und dann ruft man ihm nach: „Holler, führ die Warzen weg!" (vgl. Wiegele, 10/2012, 24).

Holler hilft als Tee gegen Fieber. So wurde Fieberkranken empfohlen, abends zu einem Hollerbusch zu gehen (der früher häufig Flieder genannt wurde), etwas Persönliches an den Baum zu binden und ihn folgendermaßen anzureden:

Guten Morgen, Herr Flieder!
Ich bring dir mein Fieber, ich binde dich an,
und geh jetzt in Gotts Nam.

Um wirklich Linderung zu erfahren, musste dieses Sprüchlein allerdings in einer Nacht bei zunehmendem Mond aufgesagt werden (vgl. Wiegele, 10/2012, 21). Ob sich das Fieber daran hält, ist eine andere Frage.

Kulinarisches

Vielerorts schon vergessen, aber zur Blütezeit immer wieder ein wahrer Genuss – das sind die Hollerkrapfen oder, wie sie im Mühlviertel auch genannt werden, die „Gebackenen Hollerblia".

Das Rezept stammt von meiner Großmutter, die es wiederum von ihrer Mutter durch Zusehen beim Kochen erlernt hat. Wichtig ist, dass sie ganz frisch gegessen werden, dann sind sie noch knusprig, und der Staubzucker schmilzt ein wenig.

Ein zusätzliches „Gustostück" ist der Holunderbeer-Hauswein, aus einem sehr alten Rezeptbüchlein von 1937/38, der als Weinersatz verwendet wurde.

Genussrezept Gebackene Hollerkrapfen

> ¼ kg Mehl in Wasser, Wein oder Bier verquirlen, eine Prise Salz, 1 EL Mohnöl und ein Eigelb dazugeben.

> Die frischen Blüten eintauchen und dann schwimmend in heißem Fett herausbacken.

> Mit Zimt und Zucker bestreuen, heiß servieren und sofort genießen!

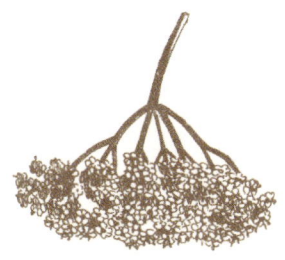

Genussrezept Holunderbeer-Hauswein

Dieses Rezept soll bei entstielten, schwarzen Beeren und einwandfreier Hefe einen kräftigen, schweren und gesunden Wein ergeben! Nur die schönen, ausgereiften, schwarzen Beeren des echten Holunders (kein Zwergholunder!) kommen zum Einsatz.

› 2½ kg Holunderbeeren werden in einer emaillierten Schüssel zerquetscht und mit 2 l kochendem Wasser übergossen.

› Nach dem Abkühlen 3 g Hefenährsalz (oder Ammoniumchlorid) und 3 g Piment sowie 2 g Zimtpulver und 1 g Nelkenpulver beifügen.

› Nach 24 h wird abgepresst und der Saft mit einer Zuckerlösung vermischt, die aus 1650 g Zucker und 1¼ l Wasser durch Aufkochen hergestellt wird.

› Dieses Gemisch auskühlen lassen, danach eine Portion gute Weinhefe und etwas Portweinhefe hinzufügen und vergären lassen.

› Nach Fertigstellung des Weines können noch 5 g Zitronensäure darin aufgelöst werden, was dem Wein einen mehr säuerlichen, angenehmen Geschmack verleiht.

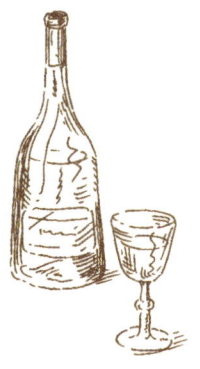

Kren/Meerrettich

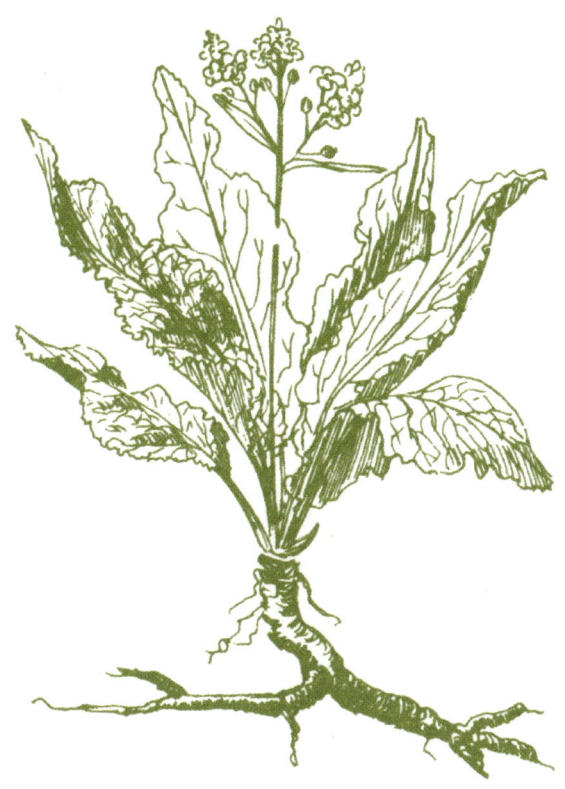

Steckbrief wissenschaftlich

Der Meerrettich, *Armoracia rusticana*, wird bei uns in Österreich traditionell „Kren" genannt. Er gehört den Kreuzblütengewächsen oder Brassicaceaen an.

Die mehrjährige, krautige Pflanze ist bis zu 50° C winterhart und erreicht Wuchshöhen zwischen 50 und 120 cm. Die großen, dunkelgrünen Blätter, die direkt aus der dicken Pfahlwurzel entspringen, werden bis zu 60 cm lang, haben stark hervortretende Blattnerven und einen gekerbten, gewellten Blattrand. Die traubigen, verzweigten Blütenstände mit den kleinen weißen Blüten blühen von Mitte Mai bis Juli und duften sehr intensiv. Sowohl in der Volksheilkunde als auch in der Küche genutzt wird die senkrechte, walzenförmige Pfahlwurzel, die eine Länge von bis zu 40 cm und einen Durchmesser von 4–6 cm erreichen kann. Die unregelmäßig gerillte Wurzel ist schmutzig gelb-braun, innen jedoch ist sie weiß und fasrig.

Obwohl nicht bekannt ist, woher der Kren ursprünglich stammt, nimmt man an, dass er aus Südwest- und Zentralasien kommt. Inzwischen ist er jedoch auf allen Kontinenten heimisch.

„Die Frischdroge enthält sehr viel Glucosinolate (Senfölglykoside) mit Gluconasturtiin und Sinigrin als Hauptinhaltsstoffen. Die Glucosinolate werden in der Wurzel beim Trocknen durch Myrosinase zu Phenylethylisothiocyanat bzw. Allylisothiocyanat hydrolisiert" (VAN WYK ET AL., 2004 52).

Das Allylisothiocyanat ist jedoch toxisch und kann zu schweren allergischen Reaktionen und Schleimhautreizungen führen. Bei Rindern sind bereits 3 g tödlich. Das ist auch der Grund, weshalb vor allem Wiederkäuer und Pferden immer wieder an Vergiftungen leiden, wenn Rapskuchen oder andere senfölhaltige Nahrungsmittel verfüttert werden. Es kommt dann zu Gastroenteritis, Nierenentzündungen, Koliken und Durchfall (vgl. WINK et al., 2008, 56).

Beim Menschen kann Senföl rasche Hautrötungen und starke, bis zu 48 h anhaltende Schmerzen bewirken. In hoher Dosis kann es zu Magenschmerzen, Übelkeit, Erbrechen und Durchfall führen. Bei schweren Vergiftungen kommt es zu zentralnervösen Lähmungserscheinungen, geschwächter Herz- und Atmungsaktivität und sogar zu Koma und Tod (vgl. WINK et al., 2008, 56).

Außer Senfölglykosiden enthält die Krenwurzel auch noch Cumarine, Phenolcarbonsäuren und Vitamin C.

Als getrocknete Droge ist der Kren eigentlich nicht gebräuchlich. In Apotheken und Drogerien ist ein Meerrettich-Frischpflanzensaft erhältlich, ansonsten kommt meistens die frische Wurzel, im Ganzen oder bereits gerieben, zum Einsatz. Was den Geruch und den Geschmack betrifft, überwiegen eindeutig die Senfölglykoside. Riecht man an der frisch angeschnittenen Wurzel, kann es im ersten Moment zu einem brennenden, stechenden Schmerz im Nervus trigeminus, dem Drillingsnerv, kommen, dessen Nervenenden sich über den gesamten Gesichtsbereich erstrecken. Auch beim Essen entfaltet er sofort ein brennendes, schmerzhaftes Mundgefühl, das häufig über einen längeren Zeitraum anhält. Je frischer die Wurzel ist, desto intensiver und schärfer ist der Geschmack.

Hausapotheke

Der schmutzig weißen Pfahlwurzel konnte in wissenschaftlichen Studien eine positive Wirkung bei Katarrhen der oberen Luftwege, bei Reizgallenblase und bei Verdauungsstörungen wie Völlegefühl, Appetitlosigkeit, Blähungen, Aufstoßen, Übelkeit, Erbrechen und Durchfall nachgewiesen werden.

In der Volksmedizin gibt es jedoch eine lange Liste von Krankheiten, bei denen der Kren eingesetzt wird.

So ist es im Oberen Mühlviertel immer noch üblich, Kindern bei fieberhaften Erkältungskrankheiten eine Kette aus aufgeschnittenen Wurzelstücken umzuhängen. In früheren Zeiten dachte man, dass viele Krankheiten durch Flüche und Dämonen ausgelöst wurden, und genau davor sollte diese Anwendung schützen. Natürlich atmet man auf diese Art und Weise unweigerlich das antibiotisch wirkende Senföl, das der Kren in sehr großen Mengen enthält, ein, was so zur Linderung der Symptome beiträgt (mündliche Überlieferung mehrerer Interviewpartner im Zeitraum von August bis November 2012).

Auch Kopfschmerzen werden durch diese regional typischen Krenketten gemildert.

Äußerlich leistet die geriebene Wurzel in Form von Umschlägen bei festsitzenden Verschleimungen und Stirnhöhlenentzündungen sehr gute Dienste. Diese Umschläge dürfen jedoch nur sehr kurze Zeit, 3 bis max. 5 Minuten, auf der Haut bleiben, weil sie sonst zu sehr starken Reizungen führen können.

Durch den hohen Vitamin-C-Gehalt des Krens erzielt man auch vorbeugend sehr gute Ergebnisse. Er dient zur Stärkung der Abwehrkräfte, schützt vor Erkältungskrankheiten und wird auch bei akuten grippalen Infekten und Harnwegsinfektionen eingesetzt. Früher war er zudem ein hilfreiches und vor allem leicht verfügbares Mittel gegen Skorbut.

Geriebener Kren soll mit Honig vermischt durch ein Sieb gedrückt und über den Tag verteilt löffelweise eingenommen werden. Diese Mischung wirkt blutreinigend und blutdrucksenkend. Außerdem unterstützt sie die Galle und die Bauchspeicheldrüse und regeneriert die Adern. Bei rheumatischen Beschwerden und Durchblutungsstörungen legt man die geraspelte Wurzel kurze Zeit auf. Diese Anwendung ist auch bei Gicht, Ischias, Insektenstichen und Nervenschmerzen hilfreich (vgl. Buchart, 2006, 50).

In vielen alten Kräuterbüchern liest man, dass Kren sowohl gegen Bakterien und Viren als auch gegen Pilze wirksam ist. Deswegen wird er gegen verschiedenste Magen- und Darmleiden eingesetzt.

Als Aufguss wird der Kren nur äußerlich angewendet. Besonders für erwärmende, durchblutungsfördernde Hand- und Fußbäder ist diese Art der Anwendung üblich.

Anwendung in der Küche

Das weiße Fleisch der dicken Pfahlwurzel hat einen scharfen, pfeffrigen Geschmack und einen beißenden Geruch. Deswegen wird der Kren auch in erster Linie als Gewürz verwendet. Er gehört neben Paprika und Pfeffer zu den schärfsten Würzmitteln, die in der Küche eingesetzt werden. Durch Ablaugen oder Kochen verliert er einen Teil seiner Schärfe, ist aber trotzdem noch nicht ganz „zahm".

Der Kren wurde zwischen dem 10. und 12. Jahrhundert von den Slawen nach Mitteleuropa gebracht. Im 15. Jahrhundert zogen die „Krenweiber" im Herbst in die umliegenden Städte und boten ihn auf der Straße oder als Hausiererinnen feil. Heute kann man ihn im Ganzen oder schon fertig geraspelt im Glas in jedem Lebensmittelhandel kaufen.

Der Kren wird gern zu Fleischspeisen gereicht, da er appetitanregend und verdauungsfördernd wirkt. Ein kleines Häufchen Kren auf den Tellerrand gehört vor allem zu kurz gebratenem und gekochtem Fleisch. Auch das beliebte Würstel wäre in Österreich ohne Kren undenkbar. Der regional sehr verbreitete Apfelkren, eine scharfe, würzige und zugleich fruchtige Sauce, gilt als die perfekte Zugabe zum Tafelspitz.

Eine ähnliche Milderung des scharfen Geschmacks wird in Krenobers erzielt. Dabei wird geriebener Kren mit Schlagobers vermengt, der vorzugsweise zu rohem und geräuchertem Fisch gereicht wird. Eine Rahmsauce mit Kren, Essig und Mayonnaise passt hervorragend zu gedünstetem Fisch.

Manche Gemüsesorten, wie Weiß- und Sauerkraut, Gurken und vor allem Rote Rüben, bekommen durch die Beigabe von Kren erst den richtigen Pfiff.

In Skandinavien wird Kren traditionell zu Rentierfleisch gereicht (vgl. VAN WYK, 2005, 71).

Auch die jungen Blätter der bis zu 120 cm hohen Staude finden in der Küche Verwendung. Sie eignen sich sehr gut als aromatische Zutat in jedem Salat.

Doch genauso wie in der Medizin ist auch in der Küche zu beachten, dass viele Menschen auf Senföle allergisch reagieren und folglich den Kren meiden sollten.

Steckbrief familiengerecht

Man nennt mich:
Kren oder manchmal, wenn es sehr nobel sein soll, auch Meerrettich.

Eigentlich heiße ich: Armoracia rusticana

So sehe ich aus:
Ich bin eine mehrjährige Pflanze mit riesengroßen, dunkelgrünen Blättern und kleinen, weißen, sehr angenehm duftenden Blüten auf

bis zu 120 cm hohen Blütenständen. Allerdings findest du meine Blüten nur von Mitte Mai bis Juli. Verwendet wird meine große, dicke, weiße Wurzel, die so scharf riechen kann, dass es schon fast wehtut.

Dort findest du mich:
Woher ich ursprünglich komme, weiß eigentlich niemand so genau. Inzwischen fühle ich mich aber auf der ganzen Welt zu Hause.

Hier fühle ich mich besonders wohl:
Ich mag sonnige und halbschattige Standorte. In lockeren, fast sandigen, stickstoffreichen Böden fühle ich mich besonders wohl. Wenn ich jetzt noch genug Wasser bekomme, kann mein Wachstum nichts mehr stoppen.

Das macht mich so wertvoll:
Senföle, Cumarine und Vitamin C.

So schmecke ich:
Scharf, scharf und noch viel schärfer.

Wie helfe ich dir:
Ich rege deine Verdauung an und helfe dir bei Husten und Schnupfen. Weil ich so viel Vitamin C beinhalte, stärke ich auch deine Abwehrkräfte. Äußerlich angewendet, lasse ich dich bei Erkältungskrankheiten wieder gut durchatmen, vor allem wenn deine Mama aus meinen Wurzeln Ketten bastelt, die du nachts trägst. Als Umschläge auf die Haut aufgetragen, bringe ich Erleichterung bei Insektenstichen, Gicht und Rheuma.

Aber Vorsicht!
Von mir darfst du wirklich nicht zu viel essen, denn sonst kann es zu ziemlich lästigen Nebenwirkungen wie Übelkeit, Erbrechen, Magenschmerzen und Durchfall kommen!

Von Zwergen, Menschen und dem Kren

Da, wo heute der Böhmerwald liegt, lebte vor vielen, vielen hundert Jahren ein kleines Volk, die Boiern. Sie waren ein sehr raffiniertes und scharfsinniges Volk, das im Einklang mit der Natur lebte und ihren Göttern huldigte. Ihr Oberhaupt, der mächtige Roderick, war ein gerissener und spitzfindiger Mann, dem einzig und allein seine Maßlosigkeit zum Verhängnis werden konnte. Das kleine Dorf mitsamt seinen Häusern und seinem Dorfplatz, auf dem alle wichtigen Versammlungen stattfanden, lag auf einer wunderschönen, sonnenbeschienen Lichtung inmitten eines eindrucksvollen, außergewöhnlichen Waldes. Hier fand man eine ungewöhnliche Vielzahl verschiedener Bäume und Sträucher, riesige Felsen, viele versteckte kleine und größere Höhlen und so manch ungewöhnliches Getier.

In diesem Wald lebte der allwissende, weise, fast ein bisschen unheimliche Schamane Krenwaldar ganz alleine in einer kleinen, unscheinbaren Hütte. Er war Gelehrter und Heiler, kannte sich mit dem Sternenhimmel genauso gut aus wie mit den Heilkräutern und Giftpflanzen. Er war gerecht und weitsichtig und wurde bei Streitereien um Rat gefragt. Er pflegte den Kontakt zu den Göttern und brachte ihnen Opfer dar.

Seine einzigen Gefährten waren die Bäume und Sträucher, die Blumen und Kräuter und alles, was sonst so kreuchte und fleuchte.

Nun war das allerdings eine Zeit, in der Menschen, Tiere und Pflanzen nicht die einzigen Lebewesen waren, die unsere Wälder bevölkerten. Es gab furchterregende Riesen und hinterhältige Zwerge, zierliche Elfen und lustige Kobolde, bösartige Gnome und unheimliche Geister. Und so traf es sich, dass sich nicht weit vom Dorf der Boiern der Eingang zu einer gar nicht so geheimen Höhle befand. Von außen sah man nicht viel mehr als einen Hügel mit Sträuchern und Büschen. Wenn man es jedoch wagte, oder so mancher auch nur versehentlich, weil er Schutz vor einem Unwetter suchte, die Höhle betrat, konnte man gar nicht glauben, was einen da erwartete. Man war vom Leuchten und Glitzern von Bergen von Edelsteinen und Juwelen, von Gold und Silber, im ersten Moment so geblendet, dass man nichts mehr erkennen konnte. Hatten sich die Augen dann jedoch daran gewöhnt, erkannte man, dass man sich in einem gigantischen Palast mit Schätzen und Reichtümern befand, wie sie noch kein Mensch vorher je gesehen hatte.

In diesem Palast lebte der hinterhältige und habgierige Zwergenkönig Lachlan mit seinem Hofstaat.

Die Zauberkraft der Zwerge war nicht zu unterschätzen. Sie waren sehr mächtig und ließen sich weder zu einem Vorhaben überreden, noch konnte man sie bestechen. Alles, was sie taten, diente ausschließlich ihrem eigenen Vorteil. Und König Lachlan machte da keinen Unterschied. Sein ganzes Streben und Handeln war nur darauf ausgerichtet, seinen Reichtum zu vermehren, die Schatzkammern zu füllen und seinen Palast noch prächtiger und gewaltiger zu gestalten. Dafür war ihm kein Weg zu weit, keine Handlung zu mühsam und kein Leben zu wertvoll.

Krenwaldar hatte das Treiben des Zwergenkönigs bis jetzt immer sehr skeptisch beobachtet, aber noch niemals hatte er eingegriffen, und auch Lachlan schien seine Grenzen zu respektieren und nicht in das Gebiet der Boiern einzudringen. Doch mit einem Mal schien

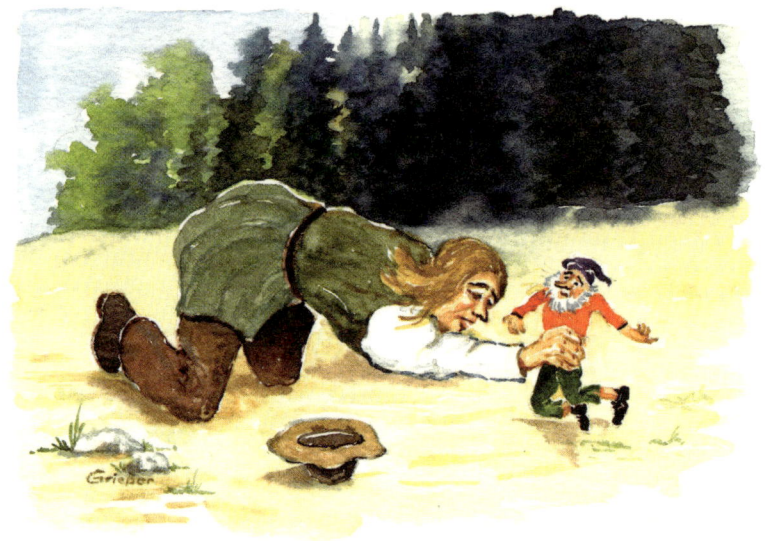

sich etwas verändert zu haben, ganz so, als hätte sich der Wind gedreht und käme jetzt als bitterkalter, unbarmherziger Sturm aus dem Norden.

Die Bewohner des kleinen Dorfes auf der Lichtung wussten von alledem nichts, doch auch sie standen eines Nachts vor ihren Häusern und beobachteten mit sorgenvollem Gesicht, wie ein heftiger Wind die Wolken über den Himmel jagte.

Von nun an gab es unheimliche Unfälle, unbekannte Krankheiten und schlimme Insektenplagen im Dorf. Doch Krenwaldar hatte bereits durchschaut, wer dahinter steckte, und wusste auch, dass Lachlan ein Auge auf die fruchtbaren Weiden und Felder der Boiern geworfen hatte, doch er war nicht bereit, sich kampflos geschlagen zu geben.

Das nächste Mal, als ein ganzer Schwarm Mücken, so groß wie Spatzen, in das Dorf einfiel, kannte er das beste Heilmittel. Er schnappte sich im Wald, nicht weit von Lachlans Palast entfernt, den erstbesten Zwerg, der ihm über den Weg lief, verwandelte ihn in eine Pflanze mit riesigen Blättern, weißen Blüten und einer wirklich mächtigen, weißen, beißend scharf riechenden Wurzel. Diese Wurzel schnitt er in Scheiben und legte sie auf die roten, dick geschwollenen, glühend heißen, juckenden und brennenden Mückenbisse der armen Dorfbewohner. Nicht nur, dass die Schwellungen schneller verschwanden, wie Krenwaldar selbst erwartet hätte, nein, der fürchterliche Gestank der aufgeschnittenen Wurzel war auch so abschreckend, dass die Mücken auf Nimmerwiedersehen verschwanden.

Lachlan war über diese Ereignisse nicht sonderlich erfreut. Doch jeder gute Krieg fordert seine Opfer!

Nur wenige Tage später kamen die Dorfbewohner wieder zu Krenwaldar. Manchen von ihnen fielen die Zähne aus, andere hatten hohes Fieber oder Durchfall, wieder andere wurden von einer unerklärlichen Müdigkeit gequält. Krenwaldar machte sich erneut auf die Suche, schnappte sich einige Zwerge, verwandelte sie wieder in die Wunderwurzel und rieb sie ganz fein. Diese Raspeln gab er nun den Dorfbewohnern zu essen. Nach drei ganzen Tagen und dreimal drei Zwergen war auch dieser Zauber gebannt.

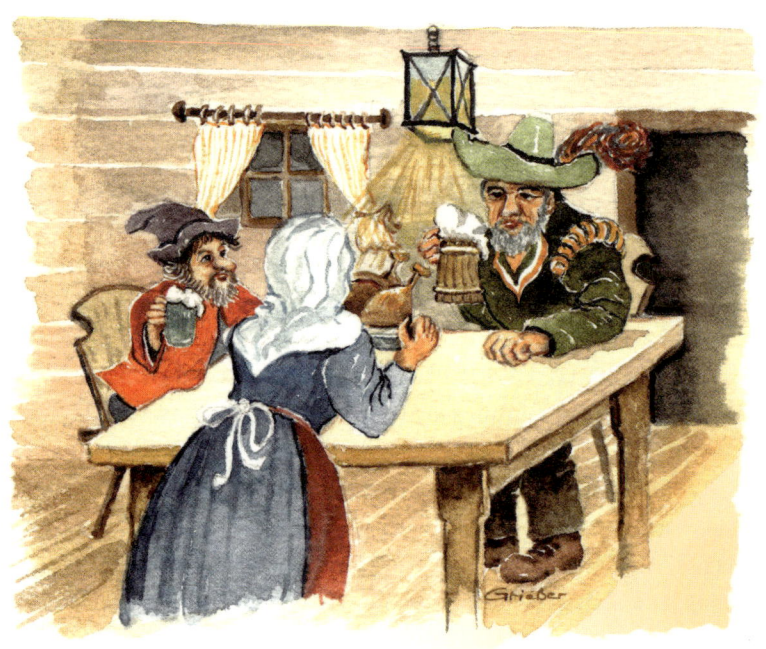

Lachlan war natürlich alles andere als begeistert! Oh, er wurde sogar ziemlich wütend! Wie ein schnaubender Stier rannte er in seinem Palast im Kreis und schimpfte und tobte, grübelte und überlegte.

„Das kann doch nicht wahr sein! Das sind doch nur Menschen! Niemals werde ich mich geschlagen geben und in die Geschichte eingehen als der erste Zwergenkönig, der eine Schlacht gegen Menschen verliert! Aber gut, wenn ich dem Boiern-Oberhaupt nicht seine Untertanen nehmen kann, dann muss ich eben den Untertanen ihr Oberhaupt fortnehmen!"

Wie bereits erwähnt, kein Leben war ihm zu wertvoll, und so heckte er einen gemeinen, hinterhältigen Plan aus, um Roderick, das Oberhaupt der Boiern, zu vernichten und das führerlose Volk zu vertreiben.

Während sich die Dorfbewohner in Sicherheit wiegten und Lachlan seinen nächsten Schritt plante, hatte Krenwaldar seine Falken losgeschickt, die alles, was vor sich ging, genau beobachteten und den Schamanen über jeden Schritt, den Lachlan tat, genauestens informierten. Deswegen war Krenwaldar auch nicht überrascht, als nur wenige Tage später Lachlan mit einer gewaltigen Wildsau und einem riesigen Fass Bier, zu dem natürlich ein nagelneuer, ganz besonderer Bierkrug gehörte, den ausschließlich das mächtigste Stammesoberhaupt sein Eigen nennen durfte, ins Dorf einzog, schnurstracks auf das Haus von Roderick zumarschierte und ihm mit diesen Geschenken den Frieden anbot. Genauso wenig war er überrascht, dass Roderick das Angebot freudestrahlend annahm, weniger weil er Angst vor einem Kampf hatte, als vielmehr deswegen, weil er einer ordentlichen Mahlzeit und einem kalten Bier noch nie hatte widerstehen können.

Und so wurde Lachlan hereingebeten, Rodericks Frau bereitete das Festmahl zu, und die beiden feierten so lange, bis das Fass Bier leer war. Doch während Lachlan sein Bier aus dem Krug getrunken hatte, der in Rodericks Haus den ganz besonderen Gästen vorbehalten war, trank Roderick selbst aus dem neuen Krug, den er von seinem Gast bekommen hatte. Es war ein ganz spezieller Krug mit sehr eigentümlichem Aussehen und aus einem ganz speziellen Holz gefertigt, der nur für diese eine Gelegenheit gemacht worden war, denn weitere Gelegenheiten würde es für Roderick mit Sicherheit nicht mehr geben. Das Holz des Kruges war vergiftet, und mit jedem Schluck Bier brachte er sich dem Moment näher, an dem er das Zeitliche segnen würde.

Lachlan war natürlich begeistert, dass sein Plan ganz offensichtlich bestens funktionierte, und wurde mit jedem Schluck Bier, den Roderick trank, noch vergnügter und übermütiger, allerdings auch leichtsinniger. Das war auch der Grund, aus dem er die Vorzeichen nicht erkannte, als er sehr spät abends, oder eigentlich eher schon wieder sehr früh morgens, Rodericks Haus verließ. Deswegen wunderte er sich nicht über die unheimliche Stille, die über dem ganzen Dorf und dem Wald lag, deswegen sah er auch die Falken nicht, die ihn hoch über den Bäumen auf seinem Weg begleiteten, um Krenwaldar sorgfältig Bericht zu erstatten.

Der wartete bereits im Wald auf den nichts ahnenden Zwergenkönig, und kaum hatte der den Bannkreis, den Krenwaldar in der Zwischenzeit errichtet hatte, betreten, konnte er ihn nicht wieder verlassen. Hier war er machtlos, seine ganze Zwergen-Zauberkraft nützte ihm nichts. Als er das erkannte, tobte und schrie er, er verfluchte Krenwaldar und das Dorf mit seinen Bewohnern und Roderick, er warf sich auf den Boden und trommelte so hart mit seinen Fäusten, dass man noch heute in die tiefen Löcher stolpert, wenn man nicht achtgibt. Er wurde so wütend, dass er mit einem lauten, ziemlich unappetitlichen Geräusch in hundert kleine Teile zerplatzte. Krenwaldar verwandelte jeden einzelnen Teil in eine kleine Wunderwurzel oder Kren, wie sie inzwischen von den Dorfbewohnern genannt wurde. Eilig sammelte er alle Wurzeln ein und rannte, so schnell er konnte, zurück zum Dorf, denn inzwischen ging es um Leben und Tod.

Als er bei Rodericks Haus ankam, hatten sich die Boiern davor versammelt und beteten und riefen alle Götter um Hilfe an, denn Roderick lag bereits im Sterben. „Schnell, Weib, reib neun dieser Wurzeln so fein wie nur möglich und bring sie mir, aber beeile dich, denn viel Zeit bleibt uns nicht mehr!"

Alle neun Wurzeln, die übrigens schärfer und brennender waren als alle anderen je zuvor, musste Roderick nun zu sich nehmen, und ihr könnt mir glauben, das war nicht einfach. Doch als er endlich den letzten Löffel geschluckt hatte, riss er plötzlich die Augen auf, griff sich an die Kehle, würgte und ... erbrach alles, was er an diesem Abend zu sich genommen hatte – und das war jede Menge! Eine halbe Wildsau, dazu Kartoffeln, Rüben, Brot, ein halbes Fass Bier und einige Gläser Schnaps.

Doch kaum war das geschehen, konnte er mit einem Mal wieder atmen und sein Gesicht bekam wieder eine normale Farbe. Er zitterte zwar noch, konnte sich aber wieder bewegen, und das Blut, das ihm aus Mund und Nase geflossen war, versiegte.

Nach einigen Tagen hatte er sich dank der Pflege seiner Frau und Krenwaldars wieder völlig erholt. Krenwaldar nahm die übrigen Wurzeln mit und baute sie in seinem Heilkräutergarten an, denn wer konnte schon wissen, wofür sie eines Tages gut sein würden?! Sicher nicht um Zwerge zu bekämpfen, denn diese wagten sich von dem Tag an nie wieder in die Nähe des Dorfes.

Bis zum heutigen Tag heißt im Böhmerwald und darüber hinaus diese wunderbare Pflanze in Erinnerung an dieses Abenteuer „Kren", und natürlich findet man ihn gelegentlich – aber ganz selten – auch im Wald, meistens ganz in der Nähe von wunderschönen, sonnenbeschienenen Lichtungen.

Tipps und Tricks

Scharfe Wurzel – zarte Blätter

(Spruch)

In den Monaten mit „r" (September bis April) ist der Kren am schärfsten, da die Kraft der Pflanze sich in die Wurzel zurückgezogen hat. Da der Kren auf die Haut reizend wirkt, soll er äußerlich nicht bei Kindern und bei empfindlichen Personen angewendet werden. Um trotzdem die Heilkraft von Kren als Fiebersenker und zur Reinigung der Atemwege nützen zu können, ist die traditionelle Krenkette eine Alternative. Dazu ein Stück Krenwurzel in sieben dünne Scheiben schneiden, auf einen Wollfaden auffädeln und 2 h um den Hals hängen. Die Anwendung kann nach Bedarf mit einer neuen Kette wiederholt werden. Wichtig: nicht bei Säuglingen anwenden (mündliche Überlieferung: DI HELMUT EISELSBERGER).

In die Nähe von Kartoffeln gepflanzt, hält der Kren den Kartoffelkäfer fern (vgl. SPECK und FOTSCH, 2012, 103).

Basteltipp:
Aus den getrockneten Blättern kann ein gelber Farbstoff zum Färben von Textilien gewonnen werden.

Kulinarisches

Ganz typisch für das Mühlviertel ist der Semmelkren. Er ist eine beliebte Beilage zu gekochtem Fleisch. Traditionell wird nach Begräbnissen gekochtes Rindfleisch mit Semmelkren aufgetischt, dazu ein Anissemmerl. Die unten angeführte Variante des Semmelkrens mit Milch und Safran ist eine besonders feine, auf die im Alltag meist verzichtet wird.

Genussrezept Semmelkren
Für 4 Personen

- 3–4 Stk. altbackene Semmeln
- ¼ l Gemüsesuppe
- ¼ l Milch
- Salz, Muskat, Pfeffer, 2–3 Fäden Safran
- 1 EL Butter
- 2 EL frisch geriebener Kren
- 1 EL Sauerrahm

> Semmeln in Scheiben schneiden, Safran in etwas kaltem Wasser einweichen.

> In einem Topf Butter bräunen. Suppe, Milch und die Gewürze dazugeben. Aufkochen, Safran zugeben.

> Die Semmelscheiben beifügen und verrühren. Quellen lassen.

> Mit einem Kochlöffel oder Schneebesen zu einer sämigen Masse rühren. Mit Kren und Sauerrahm vollenden.

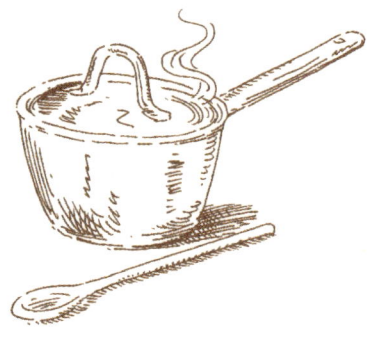

Kümmel

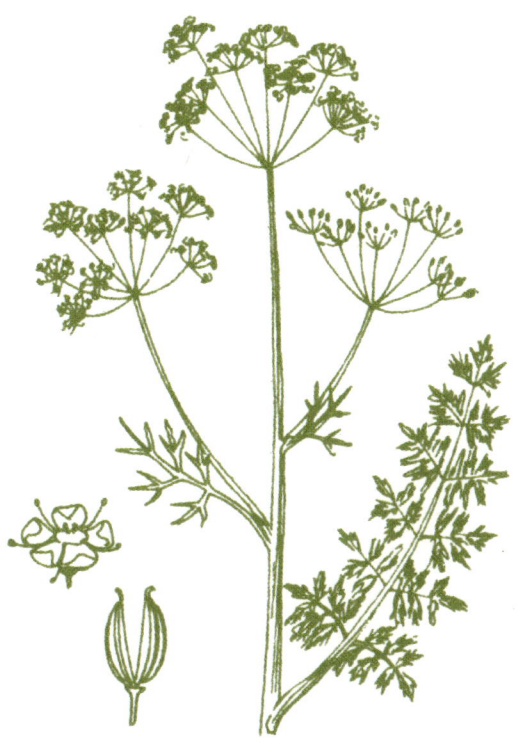

Steckbrief wissenschaftlich

Der Wiesenkümmel, *Carum carvi*, entstammt der Familie der Doldenblütler oder Apiaceae (Umbelliferae).

Die mehrjährige Pflanze hat fein zerschlitzte zwei- bis dreifach gefiederte Blätter und wird bis zu 1 m hoch.

Im ersten Sommer zeigen sie nur ihre fein zerteilten Fiederblätter, im darauffolgenden Winter werden die Substanzen, die die oberirdischen Pflanzenteile bis dahin aufgebaut haben, in einer dicken Wurzel frostsicher unter der Erde gespeichert. Im zweiten Sommer verzweigt sich die Pflanze stark und entwickelt neben den Blättern die

Dolden, die schon im Frühsommer in Blüte stehen. Die kleinen wei-ßen bis schwach rosa gefärbten Blüten sind in acht- bis 16-strahligen Dolden mit meist fehlender Hülle und Hüllchen angeordnet (vgl. WICHTL, 2009, 151).

Der Kümmel kommt in ganz Eurasien vor, und auch in Österreich ist er eine typische Wild- und Kulturpflanze. „Man kann darüber strei-ten, ob sie im engen Sinn des Wortes eine Wildpflanze an all ihren heutigen Standorten ist oder eine verwilderte, die seit der unbestrit-tenen Wertschätzung der Pflanze irgendwann aus der Kultur ausge-brochen ist." (AICHELE et al., 1978, 272).

Er bevorzugt guten stickstoffreichen Lehmboden, wächst somit auf feuchten Wiesen, Weiden und Wegrändern, kann aber auch im Gar-ten ausgesät werden (vgl. KRÄUTERWEISHEITEN, s.a.). Die Ernte er-folgt meist vor der Vollreife der Früchte, da dann der Gehalt an äthe-rischen Ölen am höchsten ist. Kümmel wird meist im Juni auf Wiesen gesammelt, aber auch auf Feldern geerntet. Im Frühjahr wird gesät, die Ernte erfolgt im zweiten Jahr, wenn die Früchte da sind. Der rich-tige Erntetermin zeigt sich dann, wenn die Früchte beginnen, braun zu werden. Kümmelfelder werden mit Mähdreschern abgeerntet. Da-nach werden die Früchte getrocknet und reifen nach. Hier tritt auch ihr Aroma erst völlig zutage. Die Droge besteht aus den ganzen ge-trockneten, graubraunen, 3–6 mm langen und ca. 1 mm dicken Teilfrüchten = Spaltfrüchten der Doppelachäne . Sie sind meist etwas sichelförmig gekrümmt, beiderseits zugespitzt und kahl (vgl. KRÄU-TERWEISHEITEN, s.a.).

Der Kümmel hat einen sehr intensiven, aromatischen und leicht süß-lichen Geruch nach Carvon. Im Geschmack ist er aromatisch-wür-zig, ein wenig bitter, und er hinterlässt ein eigenartig taubes, kühles Mundgefühl. Sein wertbestimmender Inhaltsstoff ist das ätherische Öl, wovon er laut Ph. Eur. mindestens 3 % beinhalten muss. Die ge-ruchsbestimmende Komponente des ätherischen Öls ist das Carvon (50 %–65 %). Außerdem enthält er weitere Monoterpene, 10–18 % fettes Öl, je ca. 20 % Proteine und Kohlenhydrate, Flavonoide, Phe-nolcarbonsäuren und Furanocumarine (vgl. WICHTL, 2003, 152f).

Hausapotheke

Der Kümmel wirkt „krampflösend und „beruhigend" auf Magen, Darm und Galle, ist sehr gut blähungstreibend und durchblutungsfördernd (insbesondere auf die Magen- und Darmschleimhäute). „Er regt die Magensaftsekretion an und hat eine gute Wirkung gegen verschiedene Bakterien und Pilze" (SCHILCHER, 2008, 107). Kümmel hilft bei nervösen Herz- und Magenbeschwerden aufgrund unzulänglicher Verdauung. Der gesamte Bauchraum kann durch Blähungen mit Luft gefüllt werden und drückt so das Zwerchfell nach oben. Somit ist nicht mehr genug Platz für das Herz, was sich durch Schmerzen bemerkbar macht. Wird die Verdauung verbessert, und werden die Blähungen beseitigt, verschwinden auch die Schmerzen des Herzens. Hildegard von Bingen verwendete bereits Kümmel in einem Rezept gegen dieses „Herzweh".

Auch der nachgewiesene spasmolytische Effekt findet in einer Empfehlung für Asthmatiker seinen Niederschlag: „Tipp: Besonders Asthmatiker sollten ihr Essen öfter mit Kümmel würzen, denn Kümmel ist ein Hustenmittel und löst Krämpfe in der glatten Muskulatur, auch in den Lungen. Gleichzeitig stärkt er die Schleimhäute" (vgl. KRÄUTERWEISHEITEN, s.a.).

Bereits seit Jahrhunderten wird Kümmel als verdauungsförderndes und karminatives Mittel verwendet. Auch als Milchproduktion und Milchsekretion förderndes Mittel wird er eingesetzt. Das ätherische Öl nutzt man in Mundwässern zum Gurgeln und zu hautreizenden Einreibungen. Hierbei wird Hyperämie erzeugt.

Die Hauptmenge des Kümmels wird als Gewürz- und Geschmackskorrigens verwendet, aber auch, um die Verträglichkeit blähungsfördernder Speisen, wie bereits oben erwähnt, zu verbessern. In vielen Kohlgerichten und Brotsorten ist der Kümmel wesentlicher Bestandteil. Ebenso findet er bei der Likör- und Branntweinherstellung Anwendung (vgl. WICHTL, 2003, 152). Um den Stoffwechsel anzuregen, war es im Mittelalter üblich, bei großen Festessen „Kümmel in Zucker" als Abschluss zu kredenzen, damit die Blähungen nicht zu heftig wurden (vgl. KRÄUTERWEISHEITEN, s.a., s.p.).

Möchte man einen Kümmeltee zubereiten, werden 1–5 g Kümmel unmittelbar vor dem Gebrauch gequetscht oder zerstoßen und mit kochendem Wasser übergossen. Nach 10–15 Minuten seiht man den Aufguss ab. Er muss unbedingt zugedeckt ziehen, da sich ansonsten das ätherische Öl verflüchtigt (vgl. WICHTL, 1989, 293). Typisch ist zudem die Verwendung von Kümmeltinktur, die man tropfenweise einnimmt, oder von Kümmellikör als „Verdauungsschnapsl" nach den Mahlzeiten.

Auch äußerlich findet der Kümmel Anwendung. Es war z.b. üblich, ihn gemeinsam mit Minze und Kamille in blähungstreibenden Kräuterkissen einzusetzen. Durch das Erwärmen der Kissen wurden ätherische Öle freigesetzt, die über die Haut und den Geruchsinn aufgenommen wurden und so ihre Wirkung entfalteten.

Auch Massagen mit Kümmelöl waren durchaus gebräuchlich. Dazu mischte man Olivenöl mit ätherischem Kümmelöl und massierte diese Mischung im Bauchbereich ein (BUCHHARD K., mündliche Überlieferung während der Ausbildung zum TEH-Praktiker von 2009–2010).

Anwendung in der Küche

Der Kümmel oder Wiesenkümmel war in den Klostergärten im Mittelalter und daher auch in den damaligen Küchenrezepten eher eine Seltenheit. Zu dieser Zeit versuchte man noch den völlig anders schmeckenden Kreuzkümmel zu verarbeiten und zu ziehen. Aufgrund seiner Frostempfindlichkeit war dieses Vorhaben aber nicht erfolgreich. Der Siegeszug begann ab Ende des Mittelalters. „Hieronymus Bock schrieb 1551 in seinem berühmten Kräuterbuch: ‚Diser Kymmel ist nunmehr auch allenthalben breuchlich ...‘, eine Bemerkung, die sich eindeutig auf die Ausbreitung unserer heutigen Kümmelwürze bezieht." (KÜSTER, 2003, 123).

Ab dem 16. Jahrhundert war der Kümmel dann rasch als Zutat zu Käse, Brot, fettem Fleisch, Fisch und Suppen allgemein bekannt und auch weit verbreitet. Kümmelöl wurde für Erwachsene empfohlen, die nach einer schwer verdaulichen Mahlzeit etwa 10 Tropfen davon auf ein Stück Zucker geben und einnehmen sollten. Hildegard von Bingen empfahl in ihrem Werk „Physica" den Kümmel vor allem zu Käse: „Ein Mensch, der gekochten oder gebratenen Käse essen will, streue Kümmel darauf, damit er nicht davon Schmerzen leidet." Vielleicht sind mit Kümmel gewürzte Käsesorten deshalb so bekömmlich.

So entwickelte sich der Kümmel zu einem Charaktergewürz der mitteleuropäischen Küche. Kümmelbrot, Sauerkraut, Rotkraut, Schweinsbraten und Knödel sind mit Kümmel gewürzt typisch für Mitteleuropa, interessanterweise für das Gebiet, das in der frühen Neuzeit das Deutsche Reich bildete. Im östlichen Teil Österreichs wird der Schweinsbraten auch als Kümmelbraten bezeichnet.

Charakteristisch für den deutschsprachigen Raum ist auch der Kümmelschnaps. In anderen Ländern ist er als Aquavit und Vespetro bekannt. Ebenso bekannt ist ein Nationalgericht ganz anderer Herkunft, das berühmte Irish Stew.

Nicht nur die ölhaltigen Früchte, auch Kümmelwurzeln und Blätter werden in der Küche verwendet. Die Wurzeln werden dazu im Spätherbst ausgegraben und frisch als Gemüse zubereitet (vgl. SPECK und FOTSCH, 2012, 83).

Die häufigste Verwendung findet der Kümmel als Brotgewürz, und zwar nicht nur als Gewürz, sondern beim frisch gebackenen Brot auch zur Verhinderung von zu starken Blähungen.

Wenig bekannt ist die Tatsache, dass Kümmel auch zur Konservierung von Lebensmitteln herangezogen wurde. So wurden zum Beispiel große Vögel im 15./16. Jh. in einer Flüssigkeit, bestehend aus Essig, etwas Salz, Wacholder und Kümmel, konserviert (vgl. VOGT-LUERSSEN, s.a., s.p.).

Steckbrief familiengerecht

Man nennt mich: Kümmel

Eigentlich heiße ich: Carum carvi

So sehe ich aus:
Ich kann bis zu 1 m hoch werden und habe an meinen stark verzweigten Sprossen sehr feine, gefiederte Blätter. Erst wenn ich zwei Jahre alt bin, bekomme ich auch wunderschöne Dolden mit weißen bis leicht rosa gefärbten Blüten. Diese fallen dann ab, und ich bekomme Früchte. Wenn diese bräunlich werden, ist es an der Zeit, sie zu ernten und gut trocknen zu lassen.

Dort findest du mich:
Europa, Asien

Hier fühle ich mich besonders wohl:
Auf stickstoffreichen Lehmböden, also auf feuchten Wiesen, Weiden und Wegrändern, und natürlich in Gärten und auf Äckern.

Das macht mich so wertvoll:
Besonders viel ätherisches Öl, Monoterpene, fettes Öl, Proteine, Kohlehydrate, Flavonoide, Phenolcarbonsäuren.

So schmecke ich:
Sehr aromatisch, würzig, typischer Geschmack nach Carvon, fast ein bisschen bitter, und ich hinterlasse im Mund ein eigenartig kühles, taubes Gefühl.

Wie helfe ich dir:
Das richtige Mittel gegen Bauchschmerzen, Blähungen und Völlegefühl, milchbildendes Mittel in der Stillzeit und auch bei Husten. Mich kannst du innerlich als Tee, Tinktur, Likör oder einfach als Gewürz verwenden. Äußerlich nutzt du mich in Kräuterkissen oder für Massageöle gegen Koliken.

Als der Kümmel in die Welt auszog

Einst lebte hoch oben am Sternstein eine Bauernfamilie auf einem kleinen, aber sauberen Hof. Weit und breit gab es keine Nachbarn, nur ab und zu verirrte sich ein Jäger zu ihnen hoch. Hans, der Vater, und Philomena, die Mutter, wohnten dort gemeinsam mit Peter, ihrem einzigen Sohn, ihren fünf Schafen, den Hühnern, zwei Katzen und ihrem Hund, der über den Hof und alle seine Bewohner wachte.

Alles, was sie zum Leben brauchten, stellten sie selbst auf dem Hof her, oder sie fanden es in den umliegenden Wiesen und Wäldern.

Peter war ein richtiger Spitzbub und hatte viel Unfug im Sinn. Er spielte seinen Eltern Streiche, wann immer es ging, er ärgerte die Hühner so lange, bis ihn der Hahn mit lautem Gezeter über den Hof jagte, und den Katzen stibitzte er die Mäuse. Nur der Hund war ihm treu ergeben, gemeinsam machten sie den Waldweiblein und Heinzelmännchen das Leben ziemlich schwer. Und trotz allem konnten sie ihn alle gut leiden, denn er war tüchtig und hilfsbereit, und jederzeit half er fleißig auf dem Hof mit.

Von seiner Mutter Philomena lernte er lesen und schreiben, wie man Obst und Gemüse anbaut, und welche Kräuter man sammeln muss, um das ganze Jahr über gesund zu bleiben.

Hans zeigte ihm, wie man die Felder bestellt, wie man die Tiere pflegt, und wann man das Holz für den Winter schlägt. Kurz, Peter wusste alles, was er für ein bescheidenes, glückliches Leben brauchte.

Doch als Peter dann erwachsen wurde, waren sich Hans und Philomena einig, dass es ihm gut tun würde, wenn er auch etwas anderes kennenlernen könnte, andere Menschen treffen würde, vielleicht ein Mädchen finden könnte, das mit ihm hierher nach Hause zurückkehren würde. Peter machte die Entscheidung seiner Eltern nicht besonders traurig, ganz im Gegenteil! Er freute sich darauf, Neues kennenzulernen, fremde Länder zu sehen und so manches zu lernen, das

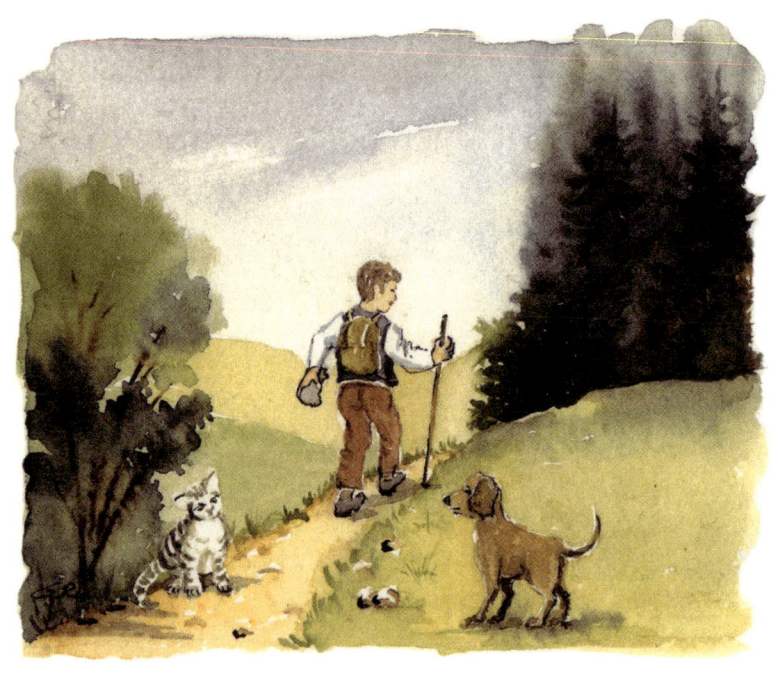

ihm seine Eltern nicht beibringen konnten. So packte er seinen Rucksack mit dem Allernotwendigsten.

Von seinem Vater nahm er noch einige gute Ratschläge mit und von seiner Mutter etwas ganz Besonderes.

„Mein geliebter Sohn, hier, nimm dieses Säckchen mit Kümmel mit auf Reisen. Du wirst ihn bestimmt gut gebrauchen können. Und wenn das Säckchen leer ist, dann weißt du, dass es an der Zeit ist, nach Hause zurückzukehren." Er umarmte seine Eltern, versprach, gut auf sich aufzupassen, und zog von dannen.

Wohin er auch kam, er klopfte an Türen, suchte Quartiere, manchmal für nur eine Nacht, manchmal blieb er länger. Er half auf Höfen mit, arbeitete als Tischler, als Zimmerer, als Maurer; überall, wo Not am Mann war, legte er Hand an, und überall war er ein gern gesehener Gast.

Eines Tages, es waren schon einige Monate ins Land gezogen, kam er in ein kleines Dorf. Hier war es ganz anders, als er es gewohnt war. Nirgends konnte man ein Hämmern und ein Klopfen hören, kein Lachen drang aus den Häusern, niemand rief ihn herein oder bot ihm

Arbeit an. Eigentlich war gar niemand zu sehen, so, als wollten die Leute hier nichts miteinander zu tun haben. Plötzlich hörte er aus einem Haus das jämmerliche Weinen eines sehr kleinen Kindes, es wollte sich gar nicht mehr beruhigen. Er klopfte an die Tür, und weil niemand antwortete, trat er einfach ein.

In dem kleinen, düsteren Häuschen saß ein junges Paar, die Frau hielt ein Baby auf dem Arm und weinte bittere Tränen, der Mann saß bei ihr und versuchte sie beide zu trösten.

„Verzeiht mein Eindringen in euer Haus, aber mir schien, ihr könntet Hilfe gebrauchen!"

Vor Schreck verstummten alle drei und starrten den Fremden an, doch ehe er es sich versah, begann das Baby wieder zu weinen.

„Ach, Fremder, was könnt ihr mir schon helfen?", schluchzte die junge Frau.

„Mein Baby hat Hunger, und ich kann ihm keine Milch mehr geben. Von einem Tag auf den anderen war sie plötzlich versiegt."

Wieder flossen ihre Tränen, doch da fiel Peter das Säckchen ein, das ihm Philomena mitgegeben hatte. Bis zu diesem Tag hatte er noch nicht einen einzigen Samen daraus genommen.

„Gute Frau, ich glaube, ich kann dir helfen! Lass mich dir und deinem Kind einen Tee bereiten, und du wirst sehen, alles wird wieder gut werden."

Er ging zum Ofen, setzte Wasser auf, und als dieses so richtig gut sprudelnd kochte, ließ er einige Kümmelsamen hineinfallen. Als das Wasser endlich eine bräunliche Farbe angenommen hatte und es im ganzen Haus intensiv würzig roch, gab er sowohl der jungen Mutter als auch dem Baby davon zu trinken.

Das kleine Mädchen hörte auf zu weinen, und auch die Mutter war nur zu gerne bereit, den Tee zu versuchen.

„Von diesem Tee sollst du dreimal täglich eine Tasse trinken, und du wirst sehen, in längstens drei Tagen wirst du dein Kindlein wieder nähren können."

Und genau so sollte es geschehen. Die Mutter trank von dem Tee, wie ihr geheißen wurde, und auch dem kleinen Mädchen gab sie davon zu trinken. Und tatsächlich, nur drei Tage später wurde die Kleine wieder satt.

Peter zog weiter, doch er kam nicht weit. Nur einige Häuser entfernt hörte er jemanden so fürchterlich husten und röcheln, dass er einem leidtun konnte. Wieder klopfte er an die Tür, und wieder bekam er keine Antwort. Er trat ein, und erneut bot sich ihm ein jämmerliches Bild. Eine alte Frau saß bei einem alten Mann am Bett und stützte ihn, während er versuchte, sich nach vorne zu beugen und den Schleim herauszuwürgen. Als er es endlich geschafft hatte, ließ er sich erschöpft in die Kissen sinken.

„Verzeiht mir die Störung, aber ich habe euer Husten gehört und dachte, ich könnte vielleicht helfen."

Die alte Frau sah ihn erstaunt an, doch gleichzeitig sah er Hoffnung in ihren Augen aufblitzen.

„Ach, Fremder, wie schön wäre es, wenn du uns helfen könntest! Mein Mann ist sehr krank. Dieser Husten will und will nicht besser werden, dabei war er bis vor einigen Tagen noch kerngesund!"

Und wieder dachte Peter an den Kümmelsamen in seiner Tasche, warf einige Körner in einen Topf voll Milch, kochte ihn, und als man ihn endlich im ganzen Haus riechen konnte, gab er dem alten Mann davon zu trinken. Und es war wie ein Wunder! Nur nach wenigen Schlucken konnte er wieder leichter atmen, der Husten war nicht mehr so schmerzhaft, und nach drei Tagen konnte er schon wieder aufstehen. Peter ließ einige Körner für den Notfall hier und verabschiedete sich.

Diesmal wollte er wirklich weiterziehen, wenn … ja, wenn er nicht das Schluchzen eines Mädchens gehört hätte. Es kam aus einem Häuschen mit weit geöffneten Fenstern und Türen, und als er näherkam, wusste er, warum die Bewohner so dringend für Frischluft sorgen mussten, denn ein ganz abscheulicher Geruch wehte ihm beim Näherkommen entgegen.

„Aber liebe Leute, was riecht denn hier so schrecklich? Es ist ein Gestank, als wenn etwas verderben würde!"

„Ja, aber genau das ist es doch auch! Meine geliebte Tochter, Annabell, war immer schon das gesündeste Kind, mit schönen roten Backen! Doch auf einmal wurde sie immer blasser und blasser, sie isst kaum noch, hat solch schreckliche Bauchschmerzen, dass sie kaum noch aus dem Bett kann, und ihre Winde riechen so furchtbar, dass sich niemand mehr in die Nähe unseres Hauses traut, weil jeder glaubt, der Teufel höchstpersönlich sei hier abgestiegen!"

Peters Blick wanderte zum Bett, und er traute seinen Augen kaum, denn da lag das schönste Mädchen, dass er je gesehen hatte. Sie war zwar leichenblass und so dünn, dass sie fast zerbrechlich wirkte, doch ihr blondes Haar, das ihr über die Schultern fiel, und die tiefblauen Augen, die ihn hoffnungsvoll anblickten, ließen ihre wahre Schönheit erahnen. Wieder nahm Peter sein Säcklein zur Hand, kochte Wasser auf und ließ einige Samen hineinfallen.

„Hier, Annabell, trinke davon, und du wirst sehen, es wird dir schon bald besser gehen."

Die ersten drei Tage waren wie die allerschlimmste Strafe! Denn obwohl die Schmerzen immer besser und weniger wurden, wurden Annabells Winde immer mehr und rochen immer übler. Ich glaube, am dritten Tag hätte sich noch nicht einmal mehr der Teufel in dieses Haus gewagt, doch Peter verharrte tapfer an Annabells Bett und wich nicht von ihrer Seite. Nach weiteren drei Tagen ließen auch ihre Winde nach, und sie konnte wieder essen. Nochmals drei Tage später war Annabell wieder völlig gesund und schön wie eh und je.

„Mein lieber Peter, wie soll ich dir jemals für all das danken?", fragte sie ihn.

Doch Peter wollte keinen Lohn und keinen Dank, nur eines wollte er: Er wollte Annabell zur Frau nehmen. Der Tag, an dem sie einwilligte, war der glücklichste seines Lebens.

Eines Abends, nur wenige Tage bevor die Hochzeit stattfinden sollte, machten Peter und Annabell einen Spaziergang. Während sie den lauen Sommerabend genossen und schon wieder Richtung Dorf spazierten, hörten sie plötzlich ein Gemurmel und Getrappel, kleine Schatten huschten von Baum zu Baum und verschwanden schließlich in den Scheunen und Höfen des Dorfes.

Aber natürlich! Mit einem Mal fiel es Peter wie Schuppen von den Augen! Die Gnome und Goblins, allen voran der Puka, waren schuld! Sie hatten den Dorfbewohnern Krankheiten gebracht! Doch als es dann überall in jedem Haus nach Kümmel roch, wagten sie sich nicht mehr in die Nähe der Häuser. Doch jetzt waren die Bewohner ja alle wieder gesund, und der Kümmel war wieder gut und sicher in Peters Säckchen verstaut.

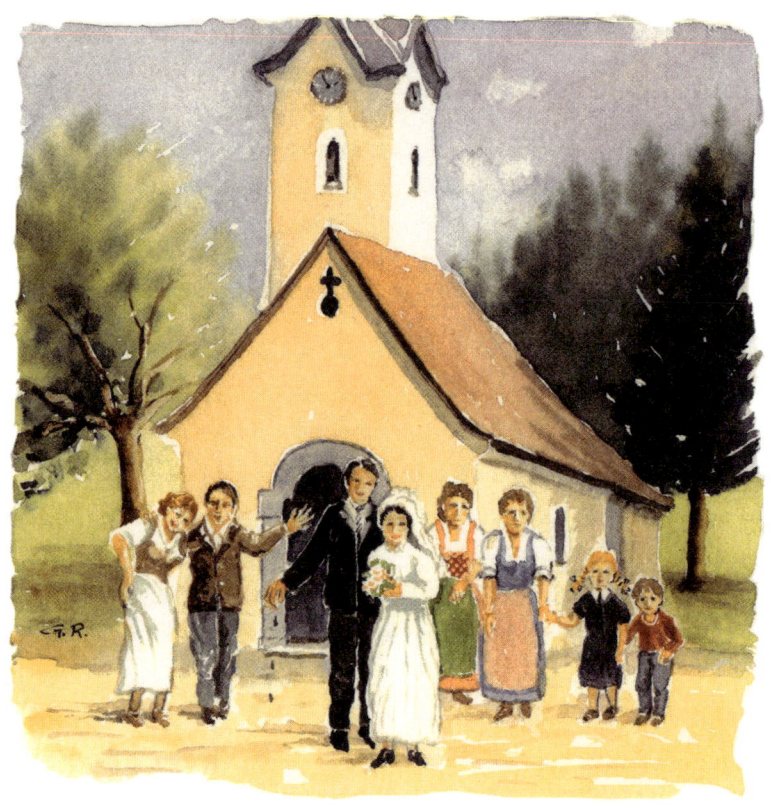

Schnell eilten die beiden nach Hause und arbeiteten die ganze Nacht hindurch. Wie von Sinnen buken die beiden Unmengen von Kümmelbrot, so viel, dass jeder einzelne Bewohner im Dorf etwas davon auf seine Fensterbretter legen konnte. In der folgenden Nacht schlief das ganze Dorf sehr schlecht, denn in der Dämmerung waren wieder die unliebsamen Besucher unterwegs und suchten sich Opfer für ihre Schandtaten. Doch egal, zu welchem Haus sie kamen, überall lag Kümmelbrot bei jeder Tür, jedem Tor und jedem Fenster. Sie zuckten zurück, als hätte man sie mit glühendem Eisen verbrannt, tobten und sprangen vor Zorn und verließen das Dorf mit Wutgeschrei. Bis zum heutigen Tag hat sie im Dorf niemand mehr gesehen.

Annabell und Peter jedoch feierten Hochzeit, und es war ein rauschendes Fest, das bis in die frühen Morgenstunden dauerte. Das ganze Dorf feierte mit und freute sich für das junge Paar. Schon bald nach der Hochzeit machten sich die jungen Eheleute auf den Weg zum kleinen, aber sauberen Bauernhof hoch oben am Sternstein.

Die letzten drei Kümmelsamen, die übrig geblieben waren, hatte Peter vor der Kirche, in der die beiden getraut worden waren, ausgestreut, und dort wachsen sie noch heute. Kümmel wächst nämlich besonders gut, wenn er von einem „echten Spitzbuben" ausgesät wird.

Tipps und Tricks

Host heit vü Druck im Bauch,
hülft dir der Kümmel auch.
(Spruch)

Kümmeltee für Babys und Kinder gegen Blähungen:

Was wird benötigt:
- *50 g Fenchelsamen*
- *15 g Anissamen*
- *8 g Kümmelsamen*

Alles im Mörser zerreiben und mit heißem Wasser aufgießen.

Trick:

Es ist nicht jedermanns Sache, den Kümmel zwischen den Zähnen herauszufitzeln, daher: Man kann den Kümmel mit einer Pfeffermühle gut zerkleinern, dann hat man ebenso den vollmundigen Kümmelgeschmack!

Kulinarisches

Vor allem im Mühlviertel wurde der Wiesenkümmel häufig in der Küche verwendet. Als typisches Rezept für diese Pflanze haben wir die Rahmsuppe ausgewählt, einen gehaltvollen Ableger der „Säursuppen" und eine wichtige Standardsuppe auf dem bäuerlichen Tisch.

Wie gehaltvoll Ihre Suppe werden soll, hängt davon ab, wie viel Rahm, den man sich früher schwer leisten konnte, eingerührt wird.

Die Suppe geht rasch, ist sehr geschmackvoll und kann leicht mit gekochten oder gebratenen Erdäpfeln als Hauptspeise, vor allem im Herbst, genossen werden. Wird die Suppe aus einer gemeinsamen Schüssel, wie früher üblich, gegessen, kann dies ein besonderes Erlebnis der gemeinsamen Familienmahlzeit sein.

Genussrezept Rahmsuppe
für 4 Personen

- ½ l Wasser oder Gemüsefond
- 1 Kaffeelöffel Kümmelsamen
- Salz, Pfeffer
- ¼ l Milch
- ¼ l Sauerrahm
- 4 EL Mehl
- 1 Spritzer Essig

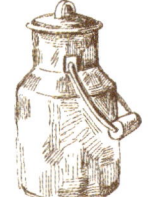

> Wasser oder Gemüsefond mit den Gewürzen aufkochen.

> Milch, Sauerrahm und Mehl versprudeln und in das kochende Wasser einrühren.

> Aufkochen lassen und mit einem Spritzer Essig vollenden.

Linde

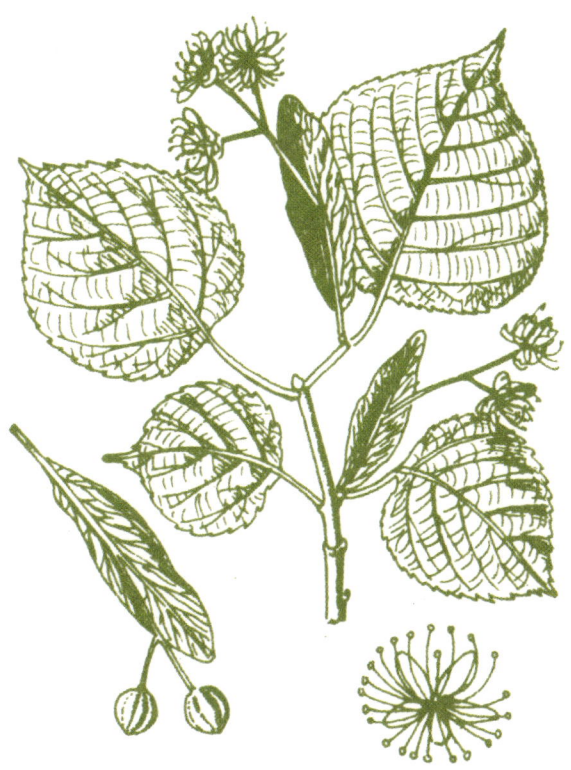

Steckbrief wissenschaftlich

Spricht man im medizinischen Zusammenhang von der Linde, ist meistens die Winterlinde, *Tilia cordata*, gemeint. Sie gehört zur Familie der Tiliaceae, der Lindengewächse.

Schon bei den Kelten galt sie als heiliger Baum und als Sitz der Göttin Freya. Daran erkennt man die große Wertschätzung, mit der die Menschen der Linde immer schon begegneten. Dieser beachtliche Baum kann bis zu 1000 Jahre alt werden und eine Höhe von 25–30 m erreichen. Die ungleich herzförmigen oder dreieckigen, gestielten Blätter sind an sich unbehaart, nur an der Blattunterseite findet man an den Winkeln der Blattadern braune Härchen. Der Blattrand ist ungleich gesägt (vgl. AICHELE und GOLTE-BECHTLE, 1993, 220).

Von Juni bis Juli werden oft ganze Parks und Straßen vom intensiven, süßlichen Duft der Lindenblüten beherrscht. Die hellen, gelb-grünen Blüten bestehen aus zahlreichen Staubblättern und einem relativ großen, behaarten Fruchtknoten. Sie sind in fünf- bis zehnblütigen, hängenden Trugdolden zusammengefasst, deren Stiel mit einem dazugehörigen Hochblatt verwachsen ist (vgl. WICHTL, 1989, 312).

Die Linde ist in ganz Europa bis Südwestasien verbreitet. Sie wächst in Au- und Bergwäldern, in Laubwäldern und ist einer der häufigsten Park- und Alleebäume. Auf sandigen, steinigen Böden fühlt sie sich besonders wohl (vgl. AICHELE und GOLTE-BECHTLE, 1993, 220).

Als Droge werden in erster Linie die getrockneten Blütenstände verwendet. Charakteristisch sind Stücke der hellen, gelblich-grünen, netznervigen Hochblätter. Außerdem findet man die hellen, bräunlich-gelben Blüten mit dem behaarten Fruchtknoten und zum Teil noch geschlossene Blütenknospen. In sehr seltenen Fällen sind auch die Rinde mit dem angrenzenden Splintholz und aus Lindenholz hergestellte Holzkohle im Einsatz (vgl. VAN WYK, 2004, 324).

Die Lindenblüten beinhalten einen beachtlichen Anteil an Pflanzenschleim (bis zu 10 %), Flavonoide, Gerbstoffe und ätherisches Öl (vgl. SCHILCHER, 2008, 118). Das Splintholz ist reich an Phenolcarbonsäuren und Polyphenolen (vgl. VAN WYK, 2004, 324).

Der Aufguss aus den Lindenblüten ist klar und hellgelb. Er duftet, so wie auch die frischen Blüten, blumig und sehr intensiv nach Honig. So, wie er riecht, schmeckt er auch. Er ist blumig, süß und erinnert an Honig. Manchmal ist er so intensiv, dass er fast parfümiert wirkt. Er hinterlässt ein öliges, schleimiges Mundgefühl. Auch nach längerer Zeit ist der zusammenziehende Effekt auf der Zunge noch zu spüren.

Hausapotheke

Lindenblüten gelten als schweißtreibendes, fiebersenkendes Mittel bei Erkältungskrankheiten. Ob diese Wirkung auf bestimmte Inhaltsstoffe oder eher auf die größeren Mengen heißer Flüssigkeit, die dem Körper zugeführt werden, basiert, ist wie bei der Holunderblüte immer noch umstritten (vgl. SCHILCHER, 2008, 119).

Sehr wohl wissenschaftlich belegt ist die abwehrsteigernde Wirkung. Amerikanische Kinderärzte stellten fest, dass mit Lindenblütentee behandelte Kinder im Vergleich zur Antibiotikatherapie schneller und komplikationsloser genesen (vgl. STEINBACH, 1983, 222).

Auch bei Husten und Halsschmerzen soll sie sehr gute Dienste leisten. In der Volksmedizin galt sie auch als beruhigend, krampflösend, magenwirksam und harntreibend. Äußerlich wurde sie als reizlinderndes Mittel bei juckenden Hauterkrankungen eingesetzt. Das Splintholz wirkt krampflösend, blutdrucksenkend und harntreibend. Außerdem regt es die Gallenproduktion an (vgl. VAN WYK et al., 2004, 324).

Die Lindenholzkohle wird als medizinische Aktivkohle eingesetzt. Aufgrund ihrer großen Oberfläche ist sie in der Lage, große Mengen Giftstoffe im Magen-Darm-Trakt aufzusaugen und über den Stuhl auszuscheiden (ÖSTERR. APOTHEKERKAMMER, s.a., s.p.). Deswegen wird sie bei Blähungen, Verstopfung, Durchfall, aufgeblähtem Bauch und häufigem Aufstoßen eingesetzt (vgl. HIRSCH und GRÜNBERGER, 2012, 445).

Für die Germanen und die Kelten war die Linde ein sehr wichtiger, heiliger Baum. Er wurde beim Dorfbrunnen gepflanzt, dort, wo sich die Frauen trafen und Wasser schöpften, und die Alten einfanden, um zu plaudern, sich zu beraten und, wenn nötig, auch Dorfgericht zu halten. Unter ihrem Schutz fanden Feste, Hochzeiten und Jahrmärkte statt. Jeder Hof hatte seine Linde als Schutz für Haus und Familie. Die Lindenrinde wurde gekocht und gestampft, woraus Bast für Seile, Matten, Betten, Kleidung und Taschen gemacht wurde.

Krieger schnitzten ihre Schilder aus Lindenholz und verstärkten sie mit diesem Bast. Als Bau- oder Brennholz ist die Linde nicht geeignet, jedoch ist sie ein beliebtes Holz für Statuenschnitzer und Bildhauer.

Für einen bekömmlichen Tee übergießt man 2 TL Lindenblüten mit 250 ml kochendem Wasser, und man lässt ihn 5–10 Minuten ziehen. Von diesem Aufguss sollte mehrmals täglich, besonders in der zweiten Tageshälfte, eine Tasse getrunken werden (vgl. WICHTL, 1989, 313). Bereitet man Tee aus der Rinde, so sollte sie unbedingt in kaltem Wasser angesetzt und zum Sieden gebracht werden. Aus harten, holzigen Pflanzenteilen lösen sich so die Inhaltsstoffe wesentlich besser.

Lindenkohle ist in gepulverter Form in Apotheken erhältlich.

Anwendung in der Küche

Die Verwendung der Linde stellt bis auf die Blüten und Blätter durchaus eine kulinarische Herausforderung dar. Leider ist in der Literatur darüber wenig bis gar nichts zu finden.

Der Duft der Linde ist eine Mischung aus Osterglocken, Honig und Lilien. Das mag auch ein Grund sein, warum ein Tee aus Lindenblüten als wohlschmeckend bezeichnet werden kann.

Üblicherweise werden Lindenblüten als Teekraut und für Sirupe verwendet. Allerdings können die frischen Blätter auch als feine Brotauflage oder als Salat genossen werden (KAISER, 2012, 55). Im 18. Jahrhundert dienten Samen der Linde zur Herstellung einer Art Schokolade – eine Technik, die aber aufgrund der schlechten Haltbarkeit nicht weiter verfeinert wurde (VIGNES, 2007, 512). Eine Verbindung zu einer ähnlich klingenden Schokolademanufaktur konnte nicht gefunden werden.

Steckbrief familiengerecht

Man nennt mich: Linde, eigentlich ja Lindenblüten.

Eigentlich heiße ich: Tilia cordata

So sehe ich aus:
Ich bin ein ca. 30 m hoher Baum mit herzförmigen Blättern. Meine Blüten sind nicht besonders auffällig, aber ganz typisch in ihrer Form. Sie sind hellgelb-grün, und man erkennt sie am typischen Hochblatt sowie am großen behaarten Fruchtknoten. Im Juni und Juli erkennst du mich aber am wirklich betörenden Duft, den meine Blüten verströmen. Ich kann sehr alt werden, 800–1000 Jahre sind keine Seltenheit.

Dort findest du mich:
Ich bin von Europa bis Südwestasien überall zu Hause.

Hier fühle ich mich besonders wohl:
Eigentlich lebe ich ja in Au-, Berg- und Laubwäldern. Doch ich fühle mich auch in Alleen und Parks ausgesprochen wohl.

Das macht mich so wertvoll:
Pflanzenschleim, Flavonoide, Gerbstoffe und ätherische Öl.

So schmecke ich:
Der Tee aus meinen Blüten ist klar und gelb. Ich habe einen süßlichen, blumigen Duft, der ein wenig an Honig erinnert. Ganz genau so schmecke ich auch.

Wie helfe ich dir:
Wenn du Fieber hast und erkältet bist, bin ich genau richtig für dich. Mit meiner Hilfe kannst du so richtig schwitzen, außerdem wirken meine Inhaltsstoffe lindernd bei Husten und Halsschmerzen.

Genuss-Tipp: Lindenblütentee ist ein wunderbarer Abendtee. Er schmeckt gut und riecht wunderbar nach Sommer.

Florentinas Sieg über den Winter

Es war einmal vor langer Zeit ein klitzekleines Dorf hoch droben im Böhmerwald. Die Menschen waren fleißig und gottesfürchtig und wurden dafür mit einem bescheidenen, aber zufriedenen Leben belohnt.

Nicht weit von dem kleinen Dorf lebte jedoch die boshafte Hexe Hiemis, der dieses friedliche Dasein ein Dorn im Auge war. Deswegen sprach sie einen grausamen Fluch über das Dorf und alle seine Bewohner aus. Von da an schickte die Sonne nie wieder ihre Strahlen in diese Ecke der Erde, die Nebel lichteten sich nie mehr, und auch der Frühling kam nie wieder hierher zurück. Es war immer eisig kalt, sogar die Luft fühlte sich feucht und ungemütlich an, und alles wirkte düster und traurig.

Es dauerte daher nicht lange, und die Menschen wurden krank. Die Nasen rannen, und die Hälse kratzten. Die Köpfe schmerzten, und bei jedem Husten fühlten sie sich an, als wollten sie platzen. Hohes Fieber fesselte die Menschen an ihre Betten und ließ ihre Körper immer schwächer und schwächer werden.

Einzig ein kleines Mädchen, Florentina, und ihr Hund, ein kleiner, frecher Terrier mit Namen Salate, waren von diesem schrecklichen Fluch verschont geblieben. Als die Hexe nämlich getobt und geflucht und so viel Unheil angerichtet hatte, waren die beiden im Wald bei der großen Eiche gewesen. Dort hatte das Mädchen mit der Wichtelfamilie, die in deren Wurzeln lebte, Tee getrunken und Kuchen gegessen. Während nun der Vater und die Mutter und alle drei Geschwister, die Tanten und Onkel, die Nachbarn, der Herr Bürgermeister und der Herr Pfarrer husteten und schnupften, krächzten und schwitzten, versuchten Florentina und Salate zu helfen, wo sie nur konnten. Sie kochten Tee und Hühnersuppe, machten Umschläge und Wickel und kümmerten sich nicht nur um die Kranken, sondern auch um die Tiere und Höfe.

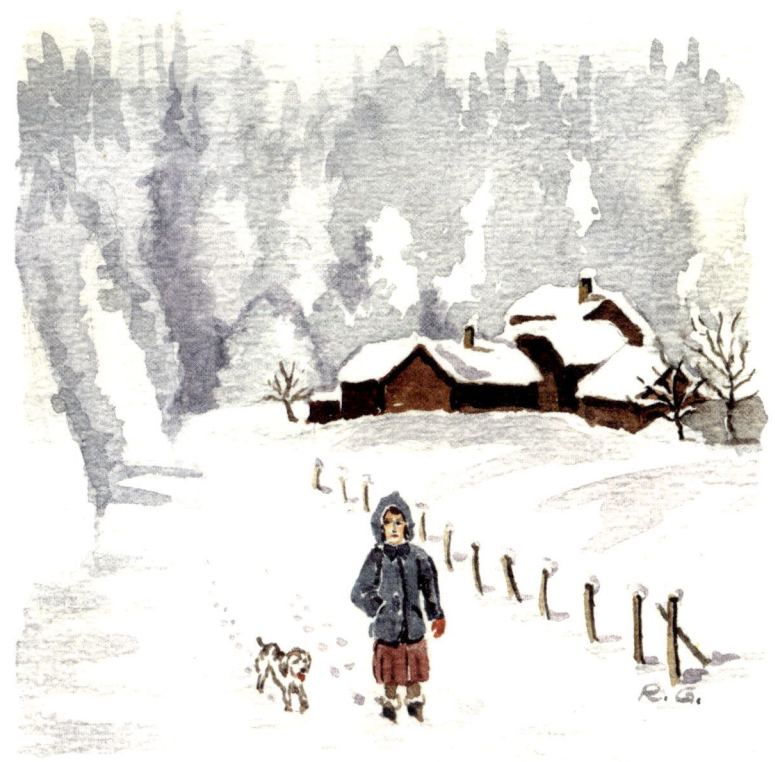

Doch egal, wie sehr sie sich auch bemühten, es wollte nicht besser werden. Sie waren schon ganz verzweifelt und wussten weder ein noch aus.

Eines Nachts hatte Florentina einen sehr eigenartigen Traum. Sie fand sich plötzlich in einem kleinen Häuschen wieder. Es war zwar nicht sehr geräumig, aber warm und gemütlich. Die Sonne strahlte durch zwei kleine Fenster herein und tauchte die Stube in ein gemütliches, wohliges Licht. In der Mitte des Raumes hing ein gewaltiger Kessel von der Decke, in dem es kochte und brodelte, und aus dem kringelige Dämpfe aufstiegen, die einen eigenartigen Duft verströmten. Es roch nach Kräutern und Honig, nach Blumen und Lakritze.

Jetzt erst hörte Florentina zwei Stimmen, die sich angeregt unterhielten, aufgeregt diskutierten und fröhlich lachten.

„Was, wenn die Kleine unsere Nachricht nicht bekommt? Oder wenn sie sie nicht versteht? Und dann muss sie uns auch noch finden!"

„Tilia, du sollst nicht immer das Schlimmste befürchten! Wir wissen doch schon, dass wir es hier mit einem ausgesprochen klugen kleinen Mädchen zu tun haben! Du wirst schon sehen! Gib lieber noch ein wenig mehr von den Blüten in den Kessel!"

Die kleine rundliche Frau griff in ein großes Glas und holte eine Handvoll irgendwas heraus, das sie in den riesigen Kessel warf.

„Du darfst aber nicht vergessen, dass die Menschen nicht einfach nur krank geworden sind! Hiemis hat sie verhext! Und sie wird sicher nicht zulassen, dass die Kleine den Weg zu uns einfach so findet! Außerdem ist der Weg sehr lang und beschwerlich für so ein kleines Mädchen wie Florentina!"

Florentina erschrak, als sie ihren Namen hörte. Was hatte das zu bedeuten? Konnte es wirklich sein, dass diese beiden von ihr sprachen? Sollte sie den Weg dorthin finden? Und was sollte sie dort eigentlich machen?

„Wir werden ihr Helfer schicken, die ihr den Weg weisen. Sie wird es schaffen, du wirst schon sehen."

Am nächsten Morgen erwachte Florentina, weil ihr kleiner Terrier neben ihrem Bettchen stand und bellte und winselte.

„Na, mein Kleiner, musst du raus? Komm mit!"

Sie hüpfte aus dem Bett und öffnete die Haustür, um Salate hinauszulassen. Doch statt wie sonst sofort bellend hinauszustürmen, um jeden Vogel und jede Katze zu begrüßen und jeden einzelnen Strauch zu markieren, blieb er neben ihr stehen und sah sie erwartungsvoll an.

„Nein, Salate, du weißt genau, dass ich jetzt noch nicht mit dir spielen kann! Ich muss zuerst das Frühstück vorbereiten und Tee kochen, und dann wollen die Hühner versorgt werden. Später dann!"

Tröstend tätschelte sie dem Hund den Kopf. Der wollte sich jedoch nicht abwimmeln lassen, folgte ihr auf Schritt und Tritt und ließ sie keine Sekunde aus den Augen.

„Was ist denn heute mit dir los? Na gut, dann komm, gehen wir ein Weilchen in den Wald!"

Mit diesen Worten nahm sie ihre Jacke und ging nach draußen. Doch Salate wollte nicht spielen, ganz im Gegenteil. Er packte Florentina am Ärmel und zerrte sie mit sich. Das kleine Mädchen war ganz verwirrt und wurde schon ärgerlich, da fiel ihr der Traum von letzter

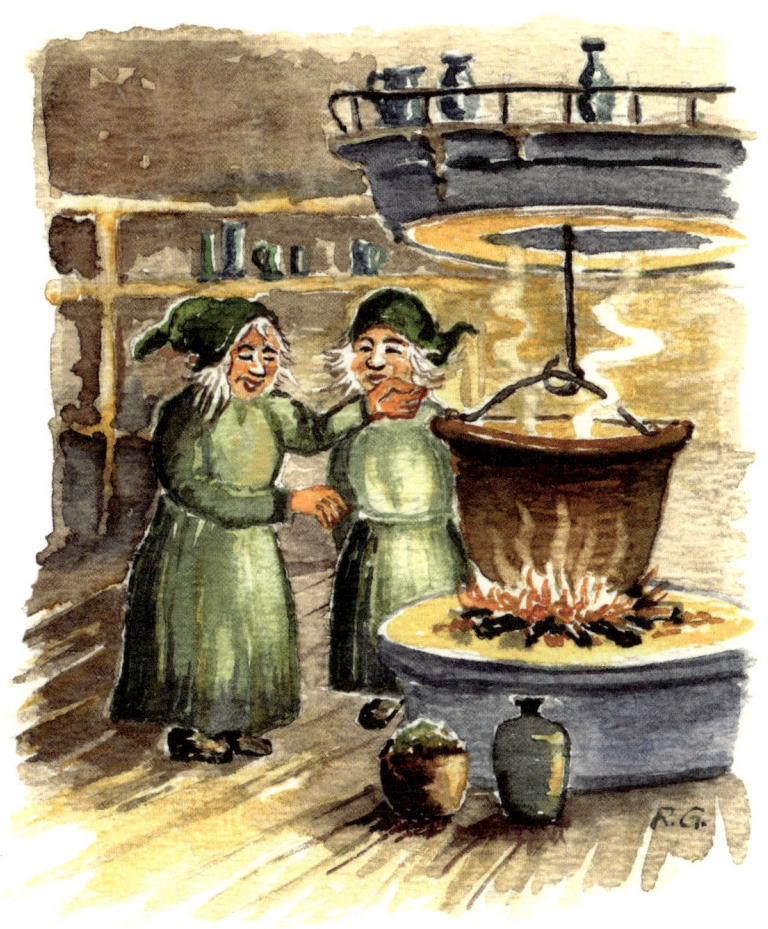

Nacht wieder ein. Konnte Salate der Helfer sein? Sollte er sie zum Häuschen der zwei Frauen bringen? Unsicher ließ sie sich von dem kleinen Hund führen. Drei Tage lang waren sie unterwegs. Salate folgte zielstrebig einer Spur, die nur seine aufmerksame Nase erkannte. Tag und Nacht liefen sie, machten nur wenige Stunden Rast, um einige Beeren zu essen, die sie am Wegesrand fanden, und um ein wenig zu schlafen.

Endlich traten sie aus dem Wald heraus auf eine kleine Lichtung. Was sie da sah, verschlug Florentina die Sprache. Sie fand sich in einem wunderschönen, warmen Sommertag wieder. Die Sonne strahlte, und die Vögel zwitscherten. Die Häuser wirkten freundlich und einladend. Kinder spielten auf den Wegen, Frauen arbeiteten in den Gärten und die Männer auf den Feldern. Alles wirkte fröhlich und geschäftig. Doch Salate hatte es viel zu eilig, um sich lange umzusehen. Eifrig zog er Florentina mit sich. Beim kleinsten Häuschen im ganzen Ort blieb er stehen. Kaum hatten sie das Gartentor erreicht, öffnete sich auch schon die Tür.

„Endlich seid ihr hier! Wir haben euch schon erwartet! Kommt herein! Kommt herein!"

Da wurde die eine kleine Frau auch schon zur Seite gedrängt, und eine andere kam heraus.

„Ja, kommt herein! Ihr müsst am Verhungern sein! Ein Glück, dass ihr endlich hier seid!"

„Ja, aber Tilia, dann musst du endlich zur Seite gehen, wenn unsere Gäste hereinkommen sollen! Sie können ja gar nicht vorbei!"

„Cordata! Also wirklich, du solltest lieber die Suppe auf den Tisch stellen!"

„Ja, aber ..."

Florentina war ganz verwirrt. Es handelte sich ganz eindeutig um die beiden Frauen aus ihrem Traum, daran bestand kein Zweifel. Sie waren klein und rund und redeten und redeten. Ständig wiesen sie einander gegenseitig zurecht, unterbrachen einander und redeten sowohl auf die andere als auch auf Florentina und Salate ein. Ihre blauen Augen blitzten fröhlich und ließen ihre runzeligen Gesichter richtiggehend strahlen. Die fast weißen Haare standen ihnen wirr vom Kopf, und sie waren in leuchtend grüne Kleider gehüllt.

Während sie weiter miteinander diskutierten, zogen sie Florentina in die gemütliche Stube, führten sie zu einem schweren Holztisch mit bequemen Sesseln und stellten ihr einen Teller mit dampfender Suppe vor die Nase. Salate bekam natürlich auch eine Schüssel voll.

„So, mein Kind, jetzt iss erst mal! Ich bin übrigens Tilia, und das ist meine Zwillingsschwester Cordata. Wir sind Baumelfen."

Florentina riss verwundert die Augen auf.

Cordata lachte: „Ja, ja, ich weiß, Elfen hättest du dir anders vorgestellt!"

Glockenhelles Gekicher erfüllte den Raum.

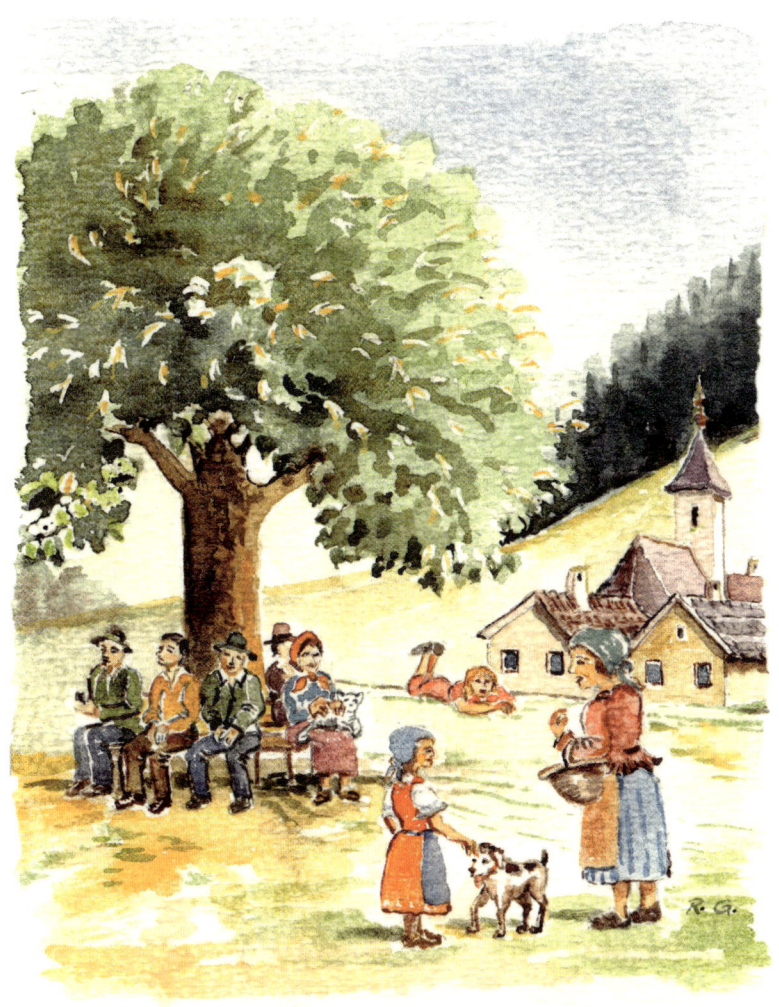

„Wir haben schon auf dich gewartet. Gut, dass du endlich zu uns gefunden hast!"

Die zwei Schwestern hatten von den Wichteln erfahren, was in dem kleinen Dorf passiert war, und wollten ihnen helfen. Doch es war ihnen nicht erlaubt, ins Reich von Hiemis, der gemeinen Hexe, die das Dorf verzaubert hatte, einzudringen. Deswegen mussten sie einen Weg finden, Florentina zu sich zu holen. Endlich war es geglückt.

„Weißt du, Hiemis ist die Herrin des Winters. Unser Dorf hier hingegen verkörpert den Sommer. In eurem Dorf gab es früher beides, und das war gut so. Und so soll es auch wieder sein. Wir werden dir helfen, so gut wir können. Wir zeigen dir, wie die Menschen in deinem Dorf wieder gesund werden. Und was du machen musst, damit der Sommer wieder zurückkehrt. Doch wir dürfen unser Dorf nicht verlassen. Zu Hause bist du auf dich gestellt."

Florentina blieb mehrere Tage bei Tilia und Cordata. Sie zeigten ihr die große Dorflinde, unter der sich die Erwachsenen trafen, um zu plaudern und beraten, unter der die Kinder spielten, Feste gefeiert wurden und im schlimmsten Fall auch das Dorfgericht gehalten wurde. Sie zeigten ihr, wie man aus den Blüten einen herrlich duftenden, wohlschmeckenden Tee bereitet oder ein aromatisches Öl ansetzt. Sie halfen ihr, einen riesigen Sack Lindenblüten zu sammeln und zu trocknen. Auch ein kleines Lindenbäumchen sollte sie mit nach Hause nehmen.

Als die Zeit gekommen war, machten sich Florentina und Salate zuversichtlich auf den Weg nach Hause. Der Duft des Sommers, die Wärme der Sonne und der Geschmack der süßen Lindenblüten begleitete sie.

Natürlich spürte das auch Hiemis. Pusteln überzogen jeden Zentimeter ihrer Haut, auf den das Sonnenlicht traf. Auf keinen Fall durfte der Sommer wieder Einzug halten! Sie schickte hunderte Irrlichter auf den Weg, die Florentina verwirren und vom Weg abbringen sollten, doch Salates Nase ließ sich nicht beirren. Ein heftiger Schneesturm sollte sie umkehren lassen, doch wie konnte sie das aufhalten, wo sie doch den Sommer in ihren Taschen trugen?

Und auch eine ganze Horde Räuber wurde von Salate in die Flucht geschlagen.

Wie groß war die Freude, als die beiden endlich wieder nach Hause kamen! Mitten auf dem Dorfplatz bereitete Florentina einen riesigen Topf Lindenblütentee. Als der Duft von Kräutern und Honig, von Blumen und Lakritze durch die Straßen zog, kamen die Menschen langsam und schwach aus ihren Hütten. Hustend und schnupfend versammelten sie sich auf dem Platz rund um den Topf. Der kringelnde Dampf, der aus dem Topf aufstieg, verbreitete das Gefühl von Sommer und Wärme, und die Flüssigkeit, die Florentina nun in Tassen füllte und den Menschen zum Trinken gab, strahlte wie der pure

Sonnenschein. Mit einem Mal riss die Wolkendecke auf, und die ersten Sonnenstrahlen zwinkerten zaghaft hindurch. Mit jedem Schluck Lindenblütentee stieg die Temperatur ein klein wenig, und es wurde immer heller und freundlicher im Dorf. Florentina grub gleich neben dem Topf ein Loch und setzte das kleine Bäumchen hinein.

Hiemis tobte am Waldrand, und doch konnte sie gegen die Macht des Sommers nichts ausrichten.

Inzwischen sind schon viele Sommer ins Land gezogen, die Linde ist inzwischen kein Bäumchen mehr, sondern mit ihren 800 Jahren ein stattlicher Baum, unter dem sich die Menschen treffen, um zu plaudern, zu spielen und um Feste zu feiern. Hin und wieder tagt darunter auch das Dorfgericht, und es heißt, dass Urteile, die hier gefällt werden, besonders milde ausfallen sollen.

Einmal im Jahr lässt die Linde ihre Blätter fallen. In diesen wenigen Monaten übernimmt Hiemis die Herrschaft über das kleine Dörfchen. Dann ist es bitterkalt, die Menschen und Tiere ziehen sich zurück, und eine dicke Schneedecke legt sich über die Häuser und Gärten.

Doch sobald auf der alten Linde die ersten Blättchen austreiben, kehren auch der Sommer und die Sonne wieder ins Dorf zurück.

Heute noch trinken die Menschen aus dem klitzekleinen Dorf hoch droben im Böhmerwald den Lindenblütentee von Florentinas Baum. Und sie sind fleißig und gottesfürchtig wie an jedem Tag.

Tipps und Tricks

Die Lindenblätter eignen sich großartig zum Einfärben von Wolle. Sonnig leichte Gelbtöne bis ins Braune hinein können daraus gewonnen werden.

Unter blühenden Lindenbäumen sollen so manche schwere Gedanken verfliegen.

Die goldenen Zweige der Linde zieren die Präsidentenstandarte des Präsidenten der Tschechischen Republik.

Lindensamen fliegen zu lassen hat schon in meiner Kindheit großen Spaß gemacht. Die Samen drehen sich beim Herunterfallen um sich selbst und können so vom Wind weit weg getragen werden.

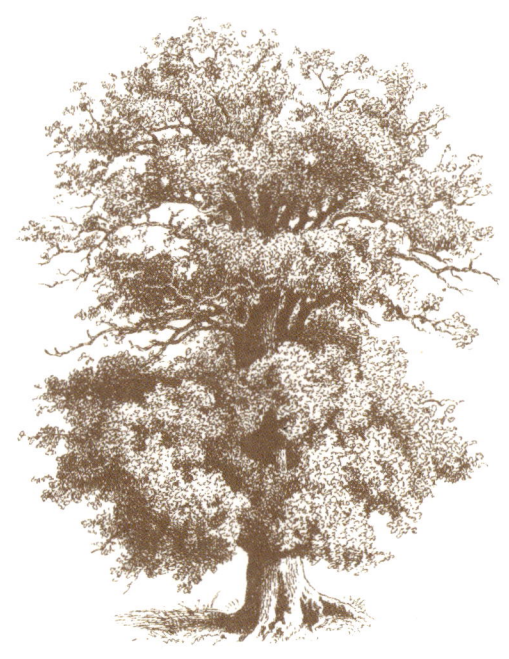

Kulinarisches

Es ist unbestritten, dass es sich unter Linden im Gastgarten wunderbar essen und trinken lässt. Speisen mit Lindenblättern oder -blüten sind leider sehr spärlich gesät. Um nicht noch ein Teerezept abzudrucken, werden wir hier einen Sirup vorstellen. Der Geschmack und Duft nach Honig wird durch seine Beimengung noch intensiver. Im Sommer ist das ein umwerfendes Erfrischungsgetränk!

Genussrezept Lindenblütensirup

- *5 Handvoll frische Lindenblüten*
- *5 Stk. Limetten oder 3 Zitronen, Schale unbehandelt*
- *3 EL Honig*
- *5 l Wasser*

› Lindenblüten ausschütteln, von kleinen Insekten befreien und in 5 l Wasser für ca. 24 h bei Zimmertemperatur zugedeckt ziehen lassen.

› Danach abseihen, die Blüten können allerdings auch drinbleiben.

› Mit Limettensaft/Zitronensaft und Honig abschmecken.

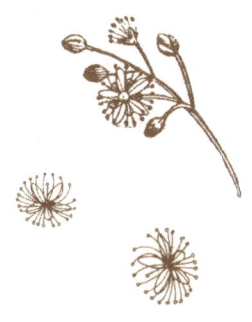

Quendel

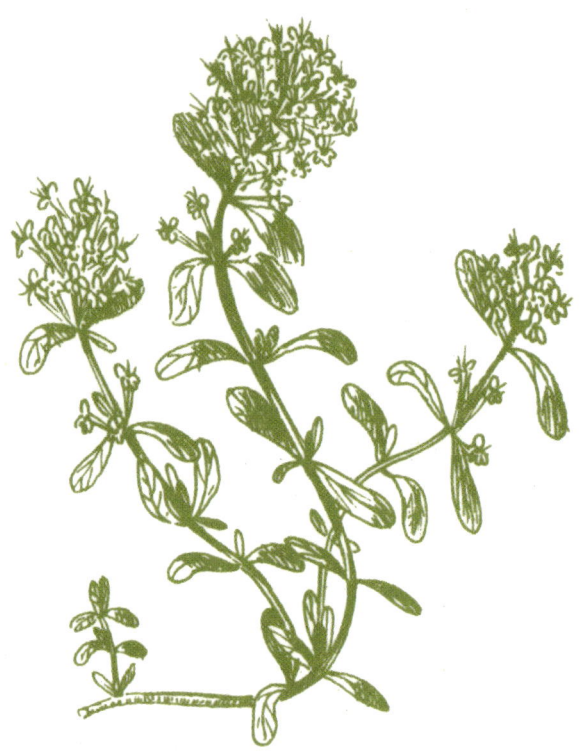

Steckbrief wissenschaftlich

Bei der Durchsicht verschiedenster Kräuterbücher ist uns aufgefallen, dass mit der Bezeichnung „Quendel" durchaus nicht immer die gleiche Stammpflanze gemeint ist.

Hier bei uns im Mühlviertel kann es passieren, dass man am selben Standort, nur wenige Zentimeter voneinander entfernt, sowohl *Thymus pulegioides*, den Arznei-Thymian, als auch *Thymus serpyllum*, den Sand-Thymian, findet.

Beide bezeichnet der Volksmund als Quendel. Weitere volkstümliche Bezeichnungen für diese Pflanze sind auch Wilder Thymian,

Feldthymian, „Kudlkraut" oder „Boazkräutl", womit in manchen Regionen gleichfalls das Bohnenkraut gemeint ist. Auch optisch sind *Thymus pulegioides* und *Thymus serpyllum* nur sehr schwer voneinander zu unterscheiden. Beide haben sehr lange Wurzeln, die der Pflanze helfen, sich auf einer Fläche von bis zu einem Quadratmeter auszubreiten und würzig duftende Teppiche zu bilden.

Die Wurzelausläufer des Quendels kriechen über den Boden und lassen beblätterte 10 bis sogar 60 cm hohe Triebe nach oben steigen.

Die vierkantigen Zweige sind blauviolett überlaufen und schwach behaart, beim *Thymus pulegioides* nur an den Seiten, beim *Thymus serpyllum* rundherum.

Bei beiden Pflanzen stehen die Blätter kreuzgegenständig, sind länglich bis länglich-eiförmig, ganzrandig und am Blattrand kaum eingerollt. Die drüsige Punktierung, die man unter dem Mikroskop auf den relativ harten Blättern erkennen kann, sind die Öldrüsen, die das balsamisch duftende ätherische Öl beinhalten (vgl. WICHTL, 1989, 387).

Die kleinen, hell- bis dunkelpurpurnen Lippenblüten bilden rundliche Köpfchen und blühen von Mai bis weit in den September hinein.

Anders als sein naher Verwandter, der Thymian oder *Thymus vulgaris*, der ja in südlicheren Gegenden vorkommt, ist der Quendel in Mitteleuropa zu Hause. Trotzdem liebt auch er sonnige und trockene Standorte. Er ist sehr anspruchslos und gedeiht ebenfalls sehr gut an steinigen, kargen Stellen.

Die Droge besteht aus allen getrockneten, oberirdischen, zur Zeit der Blüte geernteten Pflanzenteilen. Deswegen findet man sowohl Stängelteile als auch Blätter und Blüten.

Die Hauptinhaltsstoffe sind 0,1–0,6 % ätherisches Öl (lt. Ph. Helv. VI mind. 0,2 %), das in der Zusammensetzung sehr stark variieren kann. Die wichtigsten Bestandteile sind jedoch Thymol, Carvacrol, p-Cymol, Linalool, Cineol, α-Pinen und weitere Terpene. Außerdem enthält der Quendel bis zu 7 % Labiatengerbstoffe, darunter Rosmarinsäure, Bitterstoffe unbekannter Zusammensetzung und Flavonoide (vgl. WICHTL, 1989, 388).

Den größten Unterschied zwischen den beiden Thymian-Arten findet man wohl im Geruch und Geschmack. Obwohl beide einen sehr hohen Anteil an ätherischem Öl beinhalten und auch von der Wirkungsweise her durchaus vergleichbar sind, sind die Zusammensetzung des ätherischen Öls und dadurch auch der Geschmack und Duft völlig unterschiedlich.

Thymus serpyllum hat einen sehr intensiv würzigen Duft, der auf den hohen Anteil Thymol zurückzuführen ist. Diesen Geruch würden die meisten Menschen als typisch für Thymian bezeichnen. Auch im Geschmack ist ganz eindeutig das Thymol vorrangig, wobei ein bitter-herber Nachgeschmack bleibt. Die zusammenziehenden Eigenschaften der Labiatengerbstoffe verursachen auch ein etwas kratzendes, raues Mundgefühl.

Thymus pulegioides duftet hingegen angenehm frisch und zitronenartig. Man könnte ihn mit dem Zitronenthymian, wie man ihn aus dem Garten kennt, vergleichen. Auch geschmacklich ist er zwar ein wenig herb und ein bisschen bitter, es dominiert aber der frische, zitronenartig Geschmack.

Hausapotheke

Laut schulmedizinischen Erkenntnissen wird Quendel bei Katarrhen der oberen Luftwege eingesetzt (vgl. WICHTL, 1989, 388).

Man weiß auch, dass Thymol und Carvacrol keimhemmend gegenüber vielen Bakterien und Pilzen und im Gegensatz zu den meisten anderen Desinfektionsmitteln, wie z.b. Phenol, wesentlich weniger giftig sind.

Auf die Bronchien wirken Thymianzubereitungen krampflösend und auswurffördernd. Für eine harntreibende Wirkung sind möglicherweise die enthaltenen Flavonoide verantwortlich (vgl. SCHILCHER, 2008, 188).

In der Volksmedizin hat Quendel ein sehr breites Anwendungsgebiet. Natürlich wird er auch hier für Erkrankungen der Atemwege eingesetzt. Durch seine sowohl antibiotischen und entzündungshemmenden als auch krampflösenden Eigenschaften wirkt er schleimlösend und erleichtert das Abhusten. Er kommt bei Husten, Erkältungen und sogar bei Keuchhusten, Reizhusten und Asthma zum Einsatz. Er ist verdauungsanregend und daher als Gewürz für schwer verdauliche Gerichte sehr gut geeignet. Er schafft Abhilfe bei Blähungen und Sodbrennen. Im Saalachtal ist es üblich, bei Husten, Durchfall und Magenverstimmungen ein Kompott aus Äpfeln, Quendel, Wasser und Honig zuzubereiten (vgl. BUCHART, 2006, 78).

Auch als Frauenkraut ist er bekannt. Durch seine krampflösenden Eigenschaften wirkt er lindernd bei Menstruationsbeschwerden und regulierend auf den Zyklus. Er war eines der „Bettstroh-Kräuter", mit denen früher die Matratzen der Wöchnerinnen ausgestopft wurden, um ihnen die Wochen nach der Geburt und den Lebensstart des Kindes zu erleichtern.

Quendel gilt als Kraut für das Nervensystem. Er soll Einschlafstörungen lindern und kam früher sogar bei Epilepsie zum Einsatz.

Äußerlich wird er in Erkältungsbädern und in Form von alkoholischen Auszügen als Einreibung bei rheumatischen Schmerzen angewendet.

Für einen bekömmlichen Aufguss übergießt man einen TL getrocknetes Kraut mit 250 ml kochendem Wasser und lässt es 10 Minuten ziehen. Während der Ziehzeit sollte man unbedingt einen Deckel verwenden und die kleinen Tröpfchen, die sich an der Deckelinnenseite bilden, wieder in den Aufguss zurückleeren. Diese Tropfen sind die flüchtigen ätherischen Öle, die sowohl für den Geschmack als auch für die Wirkung des Quendels mitverantwortlich sind.

Der Quendel eignet sich sehr gut zur Herstellung eines wohlschmeckenden Sirups, der vor allem von Kindern gerne getrunken wird.

Anwendung in der Küche

Eines gleich vorweg: Das kleine Kraut als Thymian zu bezeichnen ist äußerst tückisch, denn der Echte Thymian des Mittelmeerraumes und dieses Pflänzchen sind meistens völlig unterschiedliche Gewächse. Wir verwenden hier bewusst den Namen Quendel, um Verwechslungen zu vermeiden.

Wann der Quendel zum Gewürzkraut wurde, ist nicht bekannt. Im Mittelalter wurde er ausschließlich in Klostergärten gezogen, später jedoch war er eine typische Bauerngartenpflanze. Als duftendes Kraut kam er in den Ruf, böse Geister vertreiben zu können. Heute verwendet man den Quendel wie den Echten Thymian als schmackhafte und bekömmliche Zutat zu Suppe, fettem Fleisch und zu blähenden Gerichten. Durch die hilfreichen Inhaltsstoffe des Quendels wird die Verdauung schwerer Kost erleichtert (vgl. KÜSTER, 2003, 210f).

Hildegard von Bingen empfiehlt den Quendel als Würzmittel gegen alle schlechten Säfte im Menschen, die beispielsweise Lähmungen und sogar Lepra verursachen können (vgl. KLUGE, 1999, 104). Seine heilsame Wirkung entfaltet er allerdings nur, wenn er mitgekocht oder mitgebacken wird. Hildegard von Bingen hat ein Rezept für Kekse entwickelt, die bei Erschöpfungszuständen und Ausgebranntsein wieder zu neuen Kräften verhelfen (vgl. VON BINGEN, s.a., 20). Möglicherweise kommt das von der Bedeutung des griechischen Wortes thymos, das Mut und Kraft bedeutet.

Verwendet werden sowohl frische und getrocknete Blätter als auch die Blüten. Er kann praktisch das ganze Jahr über geerntet werden. In allen Pflanzenteilen findet sich das stark duftende Thymol, das für den typischen „Thymian-Duft" verantwortlich ist.

Zusammen mit Petersilie, Lorbeerblatt und Rosmarin kann mit dem Quendel anstatt mit Thymian das traditionelle Bouquet garni gebildet werden. Dieses Kräutersträußchen kann zum Aromatisieren von Likören, so zum Beispiel des bekannten Bénédictine, verwendet werden (vgl. Van Wyk, 2005, 365). Zur Appetitanregung kann auch Thymiantee getrunken werden, wobei der Likör für Erwachsene durchaus schmackhafter sein kann (vgl. Speck und Fotsch, 2012, 143). Über den „Magenwein von großer Güte" mit Quendel wird als vorzügliches Hausmittel bei schlechter Verdauung, Aufstoßen usw. geschrieben.

Steckbrief familiengerecht

Man nennt mich:
Quendel

Eigentlich heiße ich:
Thymus pulegioides oder Thymus serpyllum

So sehe ich aus:
Draußen in der freien Natur findest du mich als würzig duftende Pflanzenteppiche mit aufrechten Trieben mit kleinen, länglichen, ziemlich harten Blättchen und hell- bis dunkelpurpurnen Blüten, die von Mai bis September blühen. Wenn du an meinen Blättern reibst, verströme ich einen intensiv würzigen oder frisch zitronenartigen Duft.

Dort findest du mich:
Ich bin in Mitteleuropa zu Hause.

Hier fühle ich mich besonders wohl:
Ich liebe sonnige, trockene und heiße Standorte. Ich bin sehr bescheiden und komme auch mit steinigen, kargen und nährstoffarmen Stellen gut zurecht.

Das macht mich so wertvoll:
Ätherisches Öl, Gerbstoffe, Bitterstoffe und Flavonoide.

So schmecke ich:
Je nach Sorte schmecke ich entweder sehr intensiv würzig, typisch nach Thymian, und habe einen leicht bitter-herben Nachgeschmack. Oder ich bin zwar auch ganz leicht bitter-herb, aber in erster Linie bin ich frisch und zitronenartig.

Wie helfe ich dir:
Ich lindere deinen Husten und helfe dir ganz allgemein bei Erkältungen, egal ob als Tee getrunken oder in einem wärmenden Erkältungsbad.

Wenn du Bauchweh hast, solltest du dir einen Tee von meinen Blättern brauen.

Ich bin auch sehr gut als Frauenkraut geeignet.

Bei rheumatischen Schmerzen solltest du mein Kraut in Alkohol ansetzen und damit Umschläge machen.

Aber Vorsicht!
Schwangere Frauen sollten mich nur in sehr kleinen Dosen einsetzen!

Quendel,
der Mäuserich

In einer Böschung, haargenau zwischen einem kleinen, friedlichen Wäldchen und einem Getreideacker, war einst ein unglaublich großer Mäusebau mit Vorratskammern, Nestkammern und weitläufigen unterirdischen Gängen. Die Gänge im Hauptbau waren groß und weit, hell und sauber. Die abgelegenen Gänge jedoch waren dunkel und unheimlich, voller Schmutz und Spinnweben. So manch unheimliches Insekt lauerte dort, um vor allem den kleinen Mäusen eine Heidenangst einzujagen. Und nur allzu leicht konnte es passieren, dass man sich in den weit verzweigten Gängen verirrte. In diesem Bau lebte eine ganze Kolonie Feldmäuse. Sie hatten dort alles, was sie für ein glückliches, zufriedenes Leben brauchten. Im Wald fanden sie Beeren, Pilze, Wurzeln und Rinden, am Acker wuchs gutes, schmackhaftes Getreide in riesigen Mengen, und die Böschung selbst bot Gräser und Samen.

So wie jedes Jahr lehrten die älteren Mäuse den jungen Mäusen alles, was für ihr Überleben notwendig war.

„Wisst ihr, der nächste Winter kommt schneller, als man glauben würde. Dann findet man nichts mehr zum Fressen. In den Kammern und Gängen in unserem schönen Mäusebau kann es auch ziemlich ungemütlich werden, wenn man vergisst, Moose und Flechten, Stroh und Heu für die Nester zu sammeln. Besonders kuschelig wird es, wenn man auch ein bisschen Wolle von den Schafen auf der Weide bekommt. Aber dazu muss man sehr mutig sein, denn der Weg ist weit und gefährlich, und wenn man das dann geschafft hat, muss man die Schafe sehr höflich darum bitten."

So wie jedes Jahr hörten die jungen Mäuse auch in diesem Herbst aufmerksam zu, befolgten den Rat der Älteren und machten sich fleißig daran, ihre Vorräte zu sammeln. Die einen sammelten Beeren und Früchte, die anderen Zapfen und Nüsse vom Haselstrauch. Manche holten Getreidekörner und Sonnenblumenkerne, manche Wur-

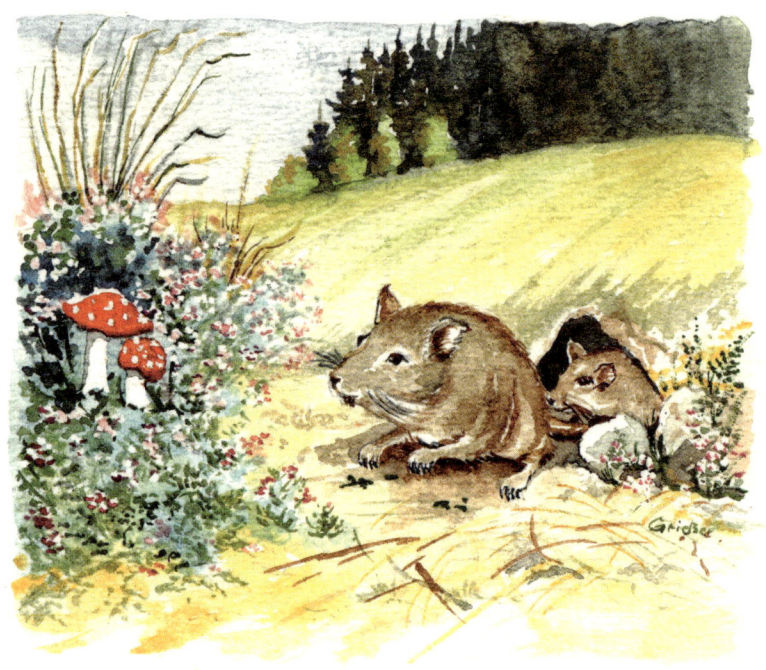

zeln, Rinden und Pilze. Die ganz jungen Mäuse holten Moos und Heu für die Nester, und eine kleine Gruppe machte sich sogar auf den Weg zur Weide, um die Schafe um ein wenig Wolle zu bitten. Nur ein junger Mäuserich, er hatte den besonders eigentümlichen, aber sehr wohlklingenden Namen Quendel, wollte sich an dem ganzen Treiben so gar nicht recht beteiligen. Nicht, dass er nicht helfen wollte, doch ganz offensichtlich hatte er etwas falsch verstanden, denn er verbrachte Stunde um Stunde auf der Böschung und sammelte immer nur ein einziges Kräutlein. Es war ein Kräutlein, das fast wie ein Teppich mit kleinen, grünen Blättern und wunderschönen rosa Blüten genau dort auf der Böschung wuchs, wo allen anderen Pflanzen der Boden viel zu trocken und zu mager war und die Sonne viel zu heiß schien.

Die anderen Mäuse waren schon richtig böse auf Quendel, denn die Kolonie war riesig, und der Winter würde lang und hart werden. Sie konnten wirklich jede Pfote gebrauchen.

„Wie kannst du nur so egoistisch sein?! Wer braucht schon deine dummen Blumen? Du wirst schon sehen, was du davon hast!"

Doch Quendel ließ sich nicht beirren, denn er war ganz sicher, dass sein Kräutlein ihnen in den langen Wintermonaten gute Dienste leisten würde.

Langsam und mühsam füllten sich die Vorratskammern, und jedes Mäuslein hatte sein Nest vorbereitet. Nur Quendels Nest war irgendwie anders, denn während alle anderen ihr Nest mit Moos und Heu ausgelegt hatten, fand man in seinem Nest überall das kleine Kräutlein von der Böschung, und jedes Mal wenn er sich bewegte, verströmte es einen intensiven, würzigen Geruch. Wenn die Mäuse ganz ehrlich gewesen wären, hätten sie zugeben müssen, dass sie ganz gerne mehrmals am Tag an seiner Kammer vorbeikamen.

So vergingen die Tage, die Blätter der Bäume strahlten in allen erdenklichen Farben des Herbstes und fielen schließlich mit dem letzten Sturm zu Boden. Die Schafe wurden in den Stall getrieben, und der erste Schnee fiel auf den Mäusebau.

Den Mäusen konnte die Kälte nichts anhaben, denn sie waren gut versorgt, hatten genug Futter und angenehm weiche Nester. Doch weil sie ja sonst nichts zu tun hatten, verbrachten Mäuse Tag für Tag nur mit Fressen und Faulenzen. Es dauerte nicht lange, da wurden die ersten von ihnen krank. Oh, wie jammerten sie, oh, wie klagten sie! „Ich habe solche Schmerzen, mein Bauch tut sooo weh! Mir ist ganz übel, und essen kann ich auch nichts mehr!"

Die Bäuche waren furchtbar dick und schmerzten entsetzlich. Da marschierte Quendel mit seinem Kräutlein in die Küche, kochte Wasser auf, übergoss einige Zweiglein damit, und als es im ganzen Bau herrlich würzig duftete, gab er jedem Mäuslein ein Schälchen davon zu trinken. Und siehe da, wer hätte das gedacht, die Bauchschmerzen verschwanden wie durch Zauberhand.

Der Winter dauerte an, und es fiel ungewöhnlich viel Schnee, und es war wirklich richtig kalt. Schon bald begannen die Mäuslein zu husten und zu schnupfen, die Hälse kratzten, und sie konnten kaum noch sprechen, weil sie so heiser waren.

Leise hörte man ab und zu ein Mäuslein krächzen: „Au weh, mein Hals! Ich kann gar nicht mehr sprechen, und nachts kann ich nicht schlafen, weil ich vor lauter Schnupfen keine Luft bekomme und mich der Husten plagt!"

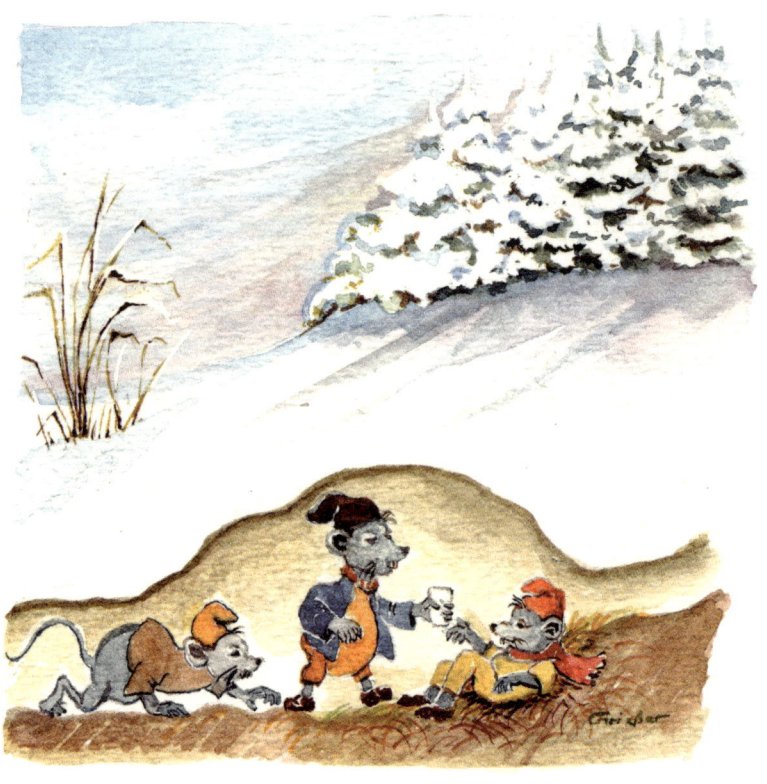

Wieder kam Quendel mit seinem Kräutlein, kochte Wasser auf und
übergoss einige Zweiglein damit. Als es im ganzen Bau herrlich würzig duftete, gab er jedem Mäuslein ein Schälchen davon zu trinken.
Und siehe da, auch der Husten und der Schnupfen, die Halsschmerzen und die Heiserkeit verschwanden.

Schon längst wagten die Mäuse nicht mehr, über Quendel zu schimp-
fen oder zu spotten. Ganz im Gegenteil, mit all ihrem Kummer und
ihren Leiden kamen sie zu ihm, und scheinbar wusste er immer Rat.
War man krank, hatte man Schmerzen oder war erkältet, kochte
Quendel Tee.

Taten einem die Arme und Beine weh und konnte man kaum noch
laufen, setzte Quendel sein Kräutlein in Spiritus an und rieb die
schmerzenden Glieder damit ein.

Und als der Winter dann schon viel zu lange dauerte, und die

Mäuse traurig und niedergeschlagen wurden, setzte sich Quendel mit seinem Kräutlein ans Feuer, rieb so lange an den kleinen grünen Blättern, bis der ganze Bau vom einzigartig würzigen Duft der Pflanze erfüllt war, und erzählte Geschichten vom Sommer, vom kleinen Wäldchen, vom Getreideacker und von ihrer Böschung, wo er dieses wundersame Kraut gefunden hatte.

Schon bald wurden die Tage wieder länger, der Schnee schmolz, und die Sonne konnte die Erde wieder wärmen.

Der Frühling zog ins Land, und alle Mäuse waren glücklich und richtiggehend übermütig, als sie den Bau endlich wieder verlassen konnten.

Doch ein bisschen Wehmut stellte sich auch ein, denn nun würden sie ein ganzes Jahr lang warten müssen, bis sie wieder Quendels Geschichten lauschen konnten.

Das eigentümliche Pflänzchen wird seit diesem Winter Quendel genannt und findet sich seither in jeder Vorratskammer.

Tipps und Tricks

Quendel – ein Kraut mit Sommerduft!

(Spruch)

Quendel vermittelt Mut und Tatkraft.

Ein altes Sprichwort besagt:

„Quandel, mach mir Handel."

In Österreich und in Bayern wird der Quendel auch Karwendel genannt. Das Gebirge zwischen Mittenwald und Innsbruck hat den Namen Karwendelgebirge deswegen erhalten, weil dort besonders viel von diesem duftenden Kraut vorkommt (vgl. Küster, 2003, 210f).

Der Quendel war im heimischen Brauchtum von großer Bedeutung. Man trug Quendel in der Geldbörse oder in einem Beutel am Gürtel, um sich vor Trollen, Wichteln und Hexen zu schützen und stattdessen das Glück anzuziehen (vgl. Zuther, s.a., s.p.).

Kulinarisches

Kekserl können wunderbar von allen Familienmitgliedern gemeinsam gebacken werden. Sowohl das Zubereiten des Teiges als auch das Ausstechen der Kekse und vor allem das gemeinsame Naschen sind der reinste Genuss.

Genussrezept Süße Quendelkekse nach Hildegard von Bingen

- 300 g Butter
- 1 kg Dinkel-Feinmehl
- 200 g Mandeln, gemahlen
- 250 g Rohrzucker
- 1 EL Quendelpulver
- 100 ml Milch
- 4 Eier
- 1 Prise Salz
- 1 TL Butterschmalz zum Einfetten des Backblechs

> Die in Flöckchen geschnittene Butter gut mit dem Dinkelmehl verkneten.

> Mandeln, Rohrzucker, Quendelpulver, Milch, Eier und eine Prise Salz hinzufügen und zu einem festen Mürbteig verarbeiten.

> Den Teig mehrere Stunden kaltstellen, am besten im Kühlschrank.

> Mehl auf die Arbeitsfläche streuen, den fertigen Teig ausrollen, Kekse ausstechen und auf das gefettete Backblech legen.

> Bei 160° C auf mittlerer Schiene ca. 25 Minuten backen.

> Diese Kekse können auch pikant zubereitet werden. Dazu einfach statt Milch Wasser verwenden, den Zucker weglassen und zusätzlich Galgantpulver beimengen. Auf diese Art und Weise schmecken sie hervorragend zu einem Glas Bier oder Wein.

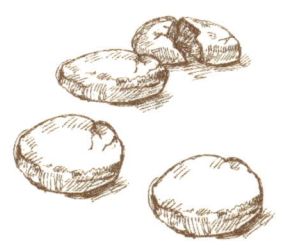

Schafgarbe

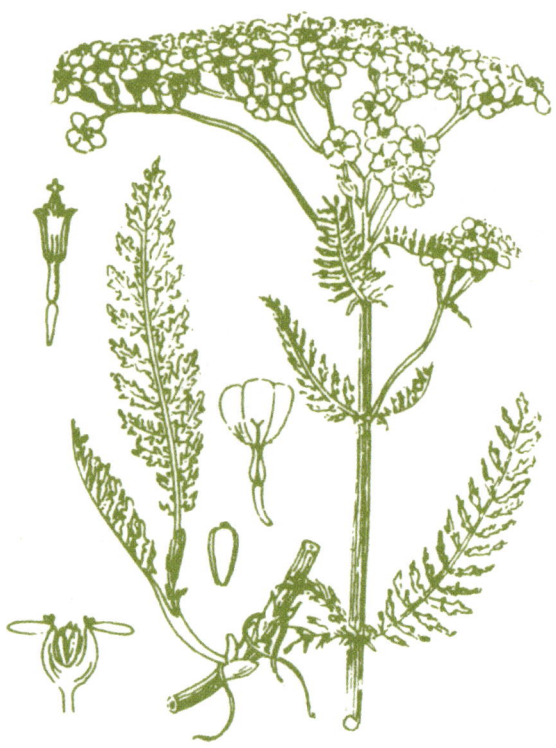

Steckbrief wissenschaftlich

Die Schafgarbe, mit wissenschaftlichem Namen *Achillea millefolium*, gehört zur Familie der Asteraceae oder auch Korbblütler.

Dabei handelt es sich um ausdauernde, krautige oder halbstrauchige Pflanzen, die Wuchshöhen bis zu 120 cm erreichen können. Aus einer flachen, anliegenden Blattrosette wächst ein aufrechter, im oberen Teil verzweigter Stängel, der sehr hart, wollig behaart und innen markig ist. Er lässt sich nur sehr schwer brechen.

Die Schafgarbe besitzt charakteristische länglich-schmale, mehrfach fiederteilige Blätter. Von Frühsommer bis Spätherbst erscheinen viele kleine weiß bis rosa gefärbte Blütenköpfchen, die in Doldenrispen angeordnet sind (vgl. WICHTL, 1989, 430).

Die Schafgarbe kommt weltweit vor, in den Alpen wächst sie sogar noch auf Höhen von bis zu 1900 m. Nur im mediterranen Raum ist sie seltener zu finden. Sie gilt als Pionierpflanze, Bodenfestiger und Stickstoffzeiger. Ihr bevorzugter Standort sind Wiesen, Weiden, Halbtrockenrasen, Acker- und Wegränder (vgl. AICHELE und GOLTE-BECHTLE, 1993, 250).

Als Teedroge kommt das ganze blühende Kraut, also Blüten, Blätter und Stängel, allerdings ohne Wurzeln, zum Einsatz. Die Hauptinhaltsstoffe sind ätherisches Öl, laut Ph. Eur. V^1 mind. 0,2 %. Hauptbestandteil des ätherischen Öls ist das Proazulen, das in der frischen Pflanze noch farblos ist, dann während der Wasserdampfdestillation aber zum für Schafgarbe und Kamille typischen, leuchtend blauen Azulen umgewandelt wird.

Als Amarum aromaticum[2] enthält sie natürlich auch bitter schmeckende Sesquiterpenlaktone. Die Schafgarbe hat einen vorgeschriebenen Bitterwert von mind. 3000. Das bedeutet, dass der Aufguss aus 1 g Droge mit 3 l Wasser immer noch bitter schmecken muss. Weiters findet man Flavonoide, Phenolcarbonsäuren, Cumarine und Gerbstoffe (vgl. SCHILCHER, 208, 163–164).

Die getrocknete Droge besteht aus den geschnittenen, oberirdischen Pflanzenteilen. Besonders gut zu erkennen sind die gelblich-grünen Stängelstücke mit dem hellen Mark und die Blütenköpfchen. In sehr seltenen Fällen werden nur die getrockneten Blütenstände angeboten, wobei das aus Kostengründen eher unüblich ist. Der Geruch ist krautig und herb.

---

1) Pharmacopoea Europaea = Europäisches Arzneibuch

2) pflanzliches Bittermittel mit ätherischem Öl

Das Schafgarbenkraut gibt einen klaren, grün-gelblichen Aufguss mit einem mild heuigen und leicht blumigen Geruch, der ein wenig an Honig erinnert. Der Geschmack ist süßlich blumig und doch bitter. Schafgarbentee verursacht ein zusammenziehendes, austrocknendes Mundgefühl und fühlt sich im hinteren Zungenbereich unangenehm pelzig an. Je kälter der Aufguss wird, umso bitterer schmeckt er. Das lässt sich dadurch erklären, dass die Geschmacksrichtung „bitter" bei 10° C am intensivsten geschmeckt wird. Je wärmer das Getränk ist, umso milder wird es empfunden.

Hausapotheke

Es empfiehlt sich die Einnahme von wässrigen Auszügen aus der Schafgarbe bei Appetitlosigkeit und dyspeptischen Beschwerden wie leichten, krampfartigen Schmerzen im Magen- und Darmbereich. Bei Pelvipathia vegetativa, das sind schmerzhafte Krampfzustände psychovegetativen Ursprungs im kleinen Becken der Frau, empfehlen sich Sitzbäder (vgl. SCHILCHER, 2008, 165).

In der Volksheilkunde war und ist die Schafgarbe wie die volkstümliche Bezeichnung „Heil aller Schäden" schon sagt, fast ein Allheilmittel. Sie wird sowohl innerlich als auch äußerlich angewendet. Die Anwendungsmethoden sind sehr vielfältig. Innerlich kommen sowohl der wässrige Kräuteraufguss als auch der Frischpflanzensaft oder die Tinktur zum Einsatz. Äußerlich sind Sitzbäder, Waschungen, Umschläge und Wickel üblich.

Vor den Mahlzeiten getrunken, wirkt der Schafgarbentee appetitanregend, nach den Mahlzeiten regt er die Gallentätigkeit an und fördert die Gallensekretion. Er wirkt auch verdauungsfördernd und regt die Produktion des Magensaftes an. Bei chronisch entzündlichen Lebererkrankungen und Entzündungen der Schleimhäute im Magen-Darm-Trakt kommt sie zum Einsatz. Sie verschafft Linderung bei Übelkeit und bei Krämpfen der Verdauungsorgane (vgl. SCHILCHER, 2008, 164).

Klassisch ist auch der Einsatz der Schafgarbe bei Menstruationsbeschwerden wie unregelmäßigem Zyklus oder Unterleibskrämpfen. Traditionell wurde die Schafgarbe immer schon mit dem Frauenmantel kombiniert. Es heißt, was der eine nicht hat, liefert der andere, und deswegen ergänzen sie sich ideal. Äußerlich nutzt man ihre entzündungs- und keimhemmenden Eigenschaften. So kommt die Schafgarbe bei entzündlichen Wunden, Geschwüren und Verbrennungen, bei Entzündungen der Mundschleimhaut, aber auch bei Hämorrhoiden zum Einsatz (vgl. SCHILCHER, 2008, 164).

In früheren Zeiten wurde sie sogar bei Fieber, Erkältungen, Arthritis und Bluthochdruck verwendet (vgl. VAN WYK et al., 2004, 30).

Vorsicht geboten ist jedoch bei bestehenden Allergien gegenüber Korbblütlern, da es in diesem Fall zu einer Kontaktdermatitis in Form von juckenden und entzündlichen Hautveränderungen mit Bläschenbildung kommen kann (vgl. WICHTL, 1989, 431).

Bereitet man einen Kräuteraufguss aus der Schafgarbe, sollte man einen TL getrocknetes Kraut mit 250 ml kochendem Wasser übergießen. Nach ca. 10 Minuten sollte der Tee abgeseiht werden. Je länger man die Kräuter ziehen lässt, umso bitterer wird der Aufguss. Wichtig ist auch, dass man diesen Tee unbedingt zugedeckt ziehen lassen und den Deckel abstreifen soll. Die Tropfen, die sich an der Innenseite des Deckels sammeln, sind die wertvollen, jedoch flüchtigen ätherischen Öle.

Anwendung in der Küche

Die Schafgarbe findet als Tee, Aperitivwein und Likör köstliche Verwendung, da sie nicht nur ein Heilkraut ist, sondern auch in der Küche verwendet wird. Das Wort Schafgarbe kommt aus dem Mittelhochdeutschen und kann übersetzt werden mit „Schafe heilen". Hier soll es sich auf den Umstand beziehen, dass Hirten kranken Schafen dieses Kraut als Arznei zum Fressen dazugaben – ihnen half es gegen Würmer.

Nichtsdestotrotz ist diese Pflanze in der „Humanküche" durchaus geschätzt, aber wenig populär. Sie kann sich nicht entscheiden, ob sie lieber Gemüse oder Gewürz ist.

Die Blüten und die fedrigen Blätter sind von Mai bis September gut zu ernten, ab Oktober wird die ganze Pflanze gesammelt und für Tees getrocknet. Das getrocknete Kraut kann mit Salz im Mörser zerkleinert werden, was ein würzendes Kräutersalz ergibt, welches helfen kann, fette Speisen besser zu verdauen (vgl. PFLANZENLEXIKON, 2013, s.p.). Die zarten Blatttriebe sollen nur bis zur Blüte gegessen werden. Diese kommen auch in die kultisch bedeutsame Gründonnerstagssuppe, die Gesundheit bringen soll und ehedem auf die winterbleichen, früher nicht mit Südfrüchten verwöhnten Menschen, wie Vitaminspritzen gewirkt haben muss (vgl. KÜSTER, 2003, 234).

Mit zunehmender Größe werden die Blätter immer bitterer. Da die Blätter auch noch unter dem Schnee gefunden werden können, ist die Schafgarbe das ganze Jahr über zu verwenden. Neben den erwähnten Tees, Weinen und Likören wird sie vor allem in Salaten verarbeitet.

Der Geschmack reicht von bitter bis herb und rundet viele Gerichte geschmacklich ab. Er erinnert an Möhrenkraut oder auch an Kamille. Klein geschnitten, schmeckt sie fein in Eintöpfen und Topfenaufstrichen. Für das Aromatisieren von Essig eignet sich die Schafgarbe ebenfalls gut.

Bei den Germanen würzte man das Bier mit der Schafgarbe, und in Schweden und Island wurde das Kraut sogar als Hopfenersatz zum Bierbrauen verwendet (vgl. KÜSTER, 2003, 234). Früher wurde die Schafgarbe als Ersatz für Zimt, Tabak und Muskat genommen. Noch heute finden sich Rezepte, in denen die Schafgarbe kandiert gereicht wird, z.B. zu gedämpftem Fisch, oder als Schafgarbe in Tomatengelee.

Der Schafgarbenwein wird im Bündner Land auch Ivawein genannt. Weit häufiger als direkt verkocht werden die Blüten der Schafgarbe zur Bereitung von Sirupen verwendet. Die Blüten weisen auch den höheren Gehalt an ätherischen Ölen auf. Aber Vorsicht: Bei Hautkontakt in Verbindung mit direkter Sonneneinstrahlung kann es zu Hautreizungen kommen.

Anzumerken ist, dass die Schafgarbe vor allem in nördlicheren Breiten, zu denen in Österreich gerade das Mühlviertel zählt, Bedeutung hatte, da sie eine der wenigen duftenden und gewürzhaft schmeckenden Kräuter war, die auch in kaltem Klima gediehen (vgl. KÜSTER, 2003, 234).

Steckbrief familiengerecht

Man nenne mich:
Schafgarbe, aber auch Bauchwehkraut, Achilleskraut oder Heil aller Schäden.

Eigentlich heiße ich:
Achillea millefolium

So sehe ich aus:
Ich bin eine mehrjährige Staude und kann richtig groß werden, bis zu 1,20 m hoch! Meine feinen fiederteiligen Blätter und weißen oder rosa Blütenkörbchen kennt jedes Kind. Ich bin auch ausgesprochen nützlich, denn außer der Wurzel kannst du jeden Teil von mir verwenden.

Dort findest du mich:
Ich bin ein richtiger Weltenbummler. Egal, welches Land, ob im Tal oder im Gebirge, mich findest du fast überall.

Hier fühle ich mich besonders wohl:
Am allerliebsten wachse ich auf trockenen Wiesen und Weiden oder an Acker- oder Wegrändern. Auf stickstoffreichen Böden gedeihe ich besonders gut.

Das macht mich so wertvoll:
Ätherisches Öl, Bitterstoffe, Flavonoide und Gerbstoffe.

So schmecke ich:
Ich habe einen heuigen, blumigen Geruch, der ein wenig an Honig erinnert und einen süßlich blumigen und gleichzeitig ziemlich bitteren Geschmack. Auf der Zunge hinterlasse ich ein pelziges, trockenes Gefühl. Je kälter man mich trinkt, umso bitterer schmecke ich.

Wie helfe ich dir:
Vor dem Essen getrunken sorge ich dafür, dass du so richtig Appetit bekommst. Trinkst du nach dem Essen einen Tee aus meinem Kraut, helfe ich dir, gut zu verdauen. Bei Bauchschmerzen und Krämpfen verschaffe ich schnell Linderung. Deswegen wissen viele Frauen meine Dienste zu schätzen. Bei Verbrennungen, Geschwüren und Entzündungen auf der Haut und im Mund kannst du mich zum Gurgeln, Waschen und für Wickel und Umschläge verwenden.

Genuss-Tipp:
Als Sirup zum Verdünnen schmecke ich besonders gut, ein wenig nach Honig!

Aber Vorsicht!
Wenn du Allergien auf andere Korbblütler hast, solltest du ein wenig vorsichtig mit mir umgehen. Es könnte sein, dass du mich nicht gut verträgst! Wenn du mich berührst, könnten juckende und brennende Rötungen und Bläschen auftauchen!

Zauberhafte Achillea

Anna. Anna war ein Einzelkind, ein typisches!

Etwas zickig, etwas launisch, ziemlich verwöhnt. An den meisten Nachmittagen war sie, genau wie an diesem besonderen Tag, bei ihrer Großmutter. Die war bereits in Pension und hatte Zeit, sich um Anna zu kümmern. Annas Eltern waren in ihren Berufen sehr eingespannt und machten viele Überstunden.

Als Anna noch kleiner war, hatte sie diese Stunden, die erfüllt waren von Liebe und Freude, Freiheit und Fantasie, sehr genossen. Jeden Tag freute sie sich auf das Klingeln der Glocke, die das Schulende verkündete, und darauf, endlich auf dem kleinen Hof ihrer Nana ihre Freunde zu treffen.

Mira, die arrogante Katze, Bertram, den gutmütigen Hofhund, Friedrich, den Hahn, und seine zehn Hühner und natürlich die Elfen, Kobolde und Heinzelmännchen, die nur Anna sehen konnte. Annas

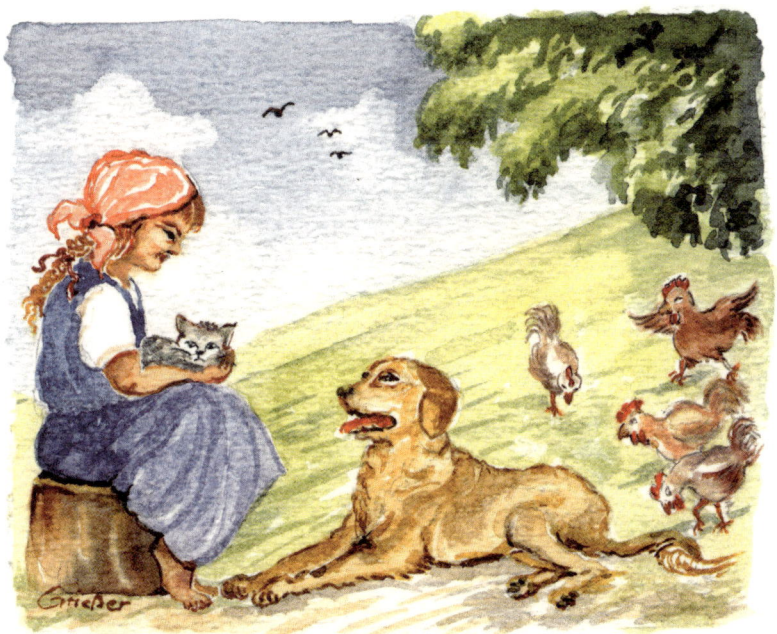

Eltern waren immer ziemlich verärgert, wenn ihre Tochter erzählte, wie lustig und frech ihre unsichtbaren Freunde waren, und welche Streiche sie Anna und ihrer Großmutter spielten, denn sie sollte sich doch bitte mit etwas Sinnvollem beschäftigen und nicht irgendwelche Gestalten erfinden.

Doch Nana wusste genau, dass Anna diese Kreaturen nicht erfunden hatte, sondern dass sie tatsächlich da waren und sich mal mehr oder mal weniger in ihren Alltag einmischten. Wo sonst würden die Dinge hin verschwinden, die plötzlich nicht mehr aufzufinden waren, wer würde dankbar die Kuchenbrösel verzehren, die Nana immer auf einem kleinen Teller am Tisch stehen ließ, wenn sie abends ins Bett ging, und wer würde wohl sonst dafür sorgen, dass das Unkraut in Nanas Kräutergarten nie überhandnahm?

Doch inzwischen hatte sich einiges geändert. Anna war schließlich erwachsen geworden, immerhin war sie schon dreizehn! Und damit auf jeden Fall viel zu alt, um mit Nana Heilkräuter zu sammeln, mit den Tieren zu sprechen oder gar an Heinzelmännchen zu glauben. Inzwischen hätte sie viel lieber in der Stadt ihre Freunde getroffen, als hier auf dem Hof zu versauern, doch was das anging, waren ihre Eltern richtig stur. Die Nachmittage verbrachte sie weiterhin bei ihrer Nana, ob sie wollte oder nicht.

An diesem betreffenden Tag, von dem ich euch erzählen möchte, wollte Anna definitiv nicht bei ihrer Großmutter sein. Es war ein ungemütlicher, grauer Spätherbsttag, draußen war es eisig kalt, der Nebel hing tief über dem Hof, und man wusste nicht so richtig, wollte es regnen oder schneien.

Bertram hatte sich vor dem Kamin zusammengerollt, Mira hatte es sich im Bücherregal gemütlich gemacht, und Nana werkelte in der Küche und zauberte einen ihrer unvergleichlichen Apfelkuchen.

Doch weder das gemütliche Feuer, das lustig vor sich hin knisterte und eine angenehm kuschelige Stimmung in der kleinen Stube verbreitete, noch der verführerische Duft des Apfelkuchens, den Anna eigentlich so sehr liebte, konnte Annas Stimmung heben. Anna war krank, schlecht gelaunt und langweilte sich. Bei Nana gab es keinen Fernseher, kein Internet, und mit dem Handy hatte sie keinen Empfang, also war sie von der Zivilisation völlig abgeschnitten. Nur aus reiner Langeweile, und weil Nanas Bücher alle völlig uninteressant waren, schlüpfte Anna in Nanas viel zu große Strickweste und kletterte die steile Leiter hinauf in den Dachboden.

Hier fanden sich so einige Schätze, alte Spielsachen, Kleider, die niemand mehr trug, Briefe, die Annas Urgroßmutter ihrem Urgroßvater während des Krieges geschrieben hatte, und eine große Truhe voller Bücher. Anna holte ein Buch nach dem anderen aus der Truhe, alle uralt und verstaubt, und doch sehr respekteinflößend.

Ein Buch erregte ganz besonders ihre Aufmerksamkeit. Sein Titel, „Zauberhafte Achillea", war in goldenen Lettern auf den ledernen Einband gedruckt. Das Leder war spröde, und die Seiten knisterten beim Umblättern. Irgendwie schien es, als ob es sich um ein Kräuterbuch handelte, dann aber auch wieder nicht. Der erste Buchstabe auf jeder Seite war wunderschön verziert und verschnörkelt, eindrucksvolle, handgemalte Pflanzenbilder fesselten Annas Blick genauso wie die ungewöhnlichen Überschriften der einzelnen Kapitel. Es wirkte so, als würde das ganze Buch nur von einer einzigen Pflanze handeln. Man fand Beschreibungen, Rezepte, Geschichten und vieles mehr.

Da sie schon etwas fröstelte, klemmte sich Anna dieses Buch unter den Arm und kletterte die Leiter hinunter.

Wieder in der Stube, machte sie es sich in Nanas altmodischem Sofa gemütlich und begann zu lesen.

„Namensgebung und Herkunft:
In den Sagen des griechischen Altertums wird berichtet, dass Achilles beim Kampf um Troja an der Ferse, genau an der Stelle, die heute noch Achillessehne genannt wird, verletzt wurde. Die Göttin Aphrodite riet ihm, seine stark eiternde Wunde mit der Schafgarbe zu behandeln."

Mit einem Mal spürte Anna einen Windhauch, die Buchstaben vor ihren Augen verschwammen, und ein eigenartiger Geruch stieg ihr in die Nase. Es roch irgendwie nach Kräutern und Feuer und Erde. Sie sah sich um und traute ihren Augen nicht! Nanas gemütliche Stube war verschwunden, und statt auf dem altmodischen Sofa lag sie auf der bloßen Erde und war mit einem Fell zugedeckt. Eine Frau, in einfache Kleider gehüllt, legte ihr feuchte Tücher auf die Stirn, versuchte ihr eine eklig schmeckende Flüssigkeit einzuflößen und sorgte dafür, dass das Feuer nicht ausging. Jetzt erst spürte sie den Schmerz in ihrem linken Bein, und als sie sich aufrichtete, um zu sehen, was passiert war, sah sie den dicken Verband um ihren Knöchel. Die Haut rundherum war stark gerötet und entzündet, und sie konnte ihr ganzes Bein kaum bewegen. Anna war völlig verwirrt, konnte sich nicht erklären, was geschehen war. Sie wusste auch nicht, warum ihr Bein und ihr Kopf und eigentlich ihr ganzer Körper schmerzten und die Frau, die sie pflegte, so ein besorgtes Gesicht machte.

Plötzlich betrat ein Mann den Raum – oder war es ein Zelt? – und fragte nach Annas Befinden. Nein, Moment, nicht nach Annas Befinden, er fragte: „Wie steht es um Achilles? Wird er es überstehen?"

Die Frau antwortete zu Annas Entsetzen: „Es schaut nicht gut aus. Die Wunde ist entzündet und eitert sehr stark! Wenn es nicht bald besser wird, muss das Bein abgenommen werden."

Nun verstand Anna gar nichts mehr. Wie war sie hierhergekommen? Was war passiert? Warum wollten sie ihr Bein abnehmen? Sie wurde ganz panisch und versuchte sich umzudrehen, da schoss ihr ein stechender Schmerz durch ihr Bein bis hoch zum Knie. Durch ihr Aufstöhnen wurden der Mann und die Frau auf sie aufmerksam und kamen zu ihr. Die Frau wechselte die Tücher auf ihrer Stirn und den Verband an ihrem Fuß, doch Anna verlor schon wieder das Bewusstsein.

Das hohe Fieber quälte sie und gönnte ihr auch im Schlaf keine Ruhe. Sie träumte von Dunkelheit, plötzlichem Lärm, Geschrei, Männern, die auf dem Boden lagen und vor Qualen schrien, Feuer und einem Schmerz, einem Pfeil in ihrer Ferse. Und dann plötzlich absolute Ruhe. Eine wunderschöne Frau, umgeben von einem Lichterkranz, sprach zu ihr.

„Achilles! Erkennst du mich? Ich bin Aphrodite, und ich bin hier, um dir zu helfen! Du musst aufwachen, du musst ihnen sagen, sie sollen deine Wunden mit Schafgarbe behandeln! Nur so kannst du gerettet werden! Sei stark, und öffne deine Augen! Denn die Götter haben noch Großes mit dir vor!"

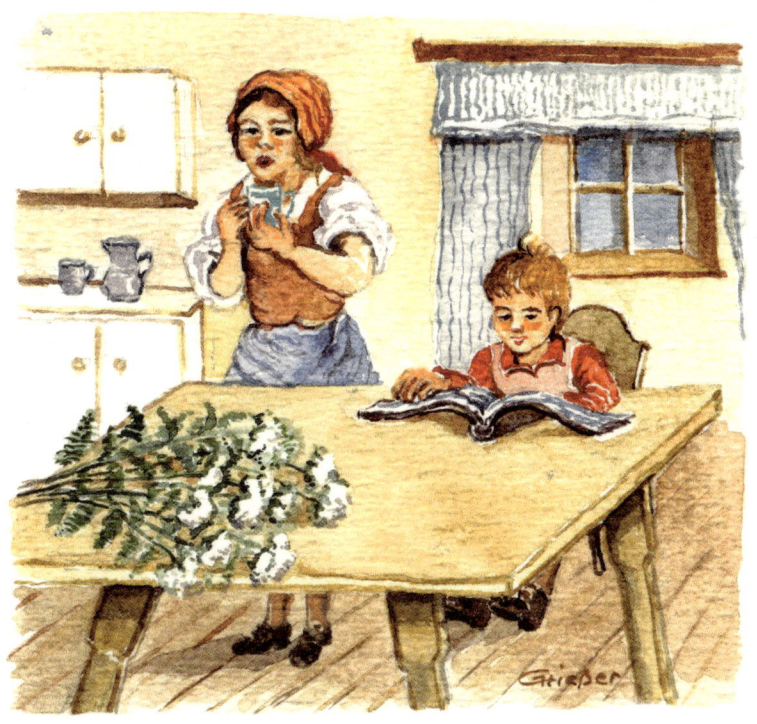

Und kaum hatte sie zu Ende gesprochen, war sie auch schon wieder verschwunden. Anna nahm plötzlich wieder ihre Umgebung wahr, hörte die Geräusche, spürte den Schmerz und roch den unangenehmen Gestank, der von ihrem Bein ausging. Sie öffnete die Augen, und da war wieder die Frau mit ängstlichem Blick und zitternden Fingern.

„Geh und suche Schafgarben, damit musst du meine Wunden behandeln. Nur so kann mein Bein geheilt werden!"

Annas Stimme war kaum zu hören, so leise und heiser sprach sie. Und doch sprang die Frau auf und rannte nach draußen.

Kurze Zeit später kam sie mit einem ganzen Strauß Schafgarbe auf dem Arm zurück, bereitete einen Tee, mit dem sie die Wunde wusch und Umschläge machte, auch zum Trinken bekam Anna diesen leicht bitter schmeckenden Aufguss, und tatsächlich, bereits am nächsten Tag, ging es ihr wesentlich besser. Die Entzündung klang ab, die Schmerzen ließen nach, und die Wunde begann zu heilen.

Plötzlich erschrak Anna, sie sprang auf, ihr war schwindlig, und im ersten Moment wusste sie nicht, wo sie war.

Natürlich! Sie war in Nanas Stube, lag auf dem Sofa, las ein Buch und war offensichtlich eingenickt. Doch sie hatte dabei einen sehr eigenartigen Traum gehabt. Sie stand auf und folgte den Geräuschen in die Küche.

„Anna! Ich hoffe, ich hab dich nicht geweckt! Du hast so tief geschlafen! Komm, setz dich zu mir, der Apfelkuchen ist gerade fertig geworden!"

Mit diesen Worten holte Nana den Apfelkuchen aus dem Rohr, stellte ihn gemeinsam mit einer Tasse heißem Kakao vor Anna auf den Tisch und setzte sich zu ihr. Sie unterhielten sich über dieses und jenes, Nana erzählte von ihrer Kindheit und erkundigte sich nach Annas Freunden. Es war ein wirklich schöner Nachmittag, fast so wie früher.

Da Annas Erkältung sich noch verschlechtert hatte, ging sie am nächsten Tag nicht zur Schule, sondern blieb bei ihrer Großmutter und ließ sich verwöhnen. Anna lag auf dem Sofa, Nana kochte ihr Hustentee, und beide genossen die Vertrautheit, die zwischen ihnen herrschte. Als Nana dann kurz ins Dorf ging, um für das Mittagessen einzukaufen, schnappte sich Anna wieder das Buch, das sie auf dem Dachboden gefunden hatte, und las weiter.

„In Österreich wird die Schafgarbe auch Bauchwehkraut genannt. Die enthaltenen Bitterstoffe regen die Galle, die Leber, den Magen und die Bauchspeicheldrüse an und fördern somit die Verdauung. Durch die krampflösende und entzündungshemmende Wirkung der ätherischen Öle verschwinden Bauchschmerzen und Blähungen."

Wieder wurde Anna ganz komisch, ein leichter Windhauch, die Buchstaben verschwammen, und plötzlich stieg ihr der unangenehme Geruch von Erbrochenem in die Nase.

„Komm, Paula, du musst diesen Tee trinken, dann geht es dir bald besser! Du wirst sehen, dann ist dir nicht mehr schlecht, die Bauchschmerzen verschwinden, und der Husten wird auch besser!"

Anna kannte diese Stimme, das war ihre Nana, doch warum sprach sie mit ihrer Mutter? Die war doch in der Arbeit!

Anna sah sich um, und obwohl sie sich immer noch in der Stube befand, sah es ganz anders aus als sonst! Ihre Nana war viel jünger, mindestens um dreißig Jahre jünger, und nein, ihre Mutter war nicht hier. Anna fühlte sich gar nicht gut, ihr war schlecht, ihr Bauch schmerzte ganz schrecklich, und sie hatte ständig das Gefühl, sie müsse sich übergeben. Und zu allem Überfluss schmerzte vom vielen Husten schon ihr ganzer Brustkorb.

Jetzt kam Nana zurück ins Zimmer, sie hatte eine Schüssel mit etwas Heißem, Dampfendem in den Händen und setzte sich zu ihr aufs Sofa.

„So, Paula, ich mach dir jetzt einen heißen Schafgarbenwickel, und während ich dir eine Geschichte von der Achillea vorlese, trinkst du ein paar Schlucke Tee."

Mit diesen Worten gab sie Anna eine Teetasse, nahm genau das Buch zur Hand, das Anna gerade so fesselte, und begann zu lesen.

Jetzt endlich hatte Anna verstanden, sie träumte schon wieder! Scheinbar war sie kränker, als sie angenommen hatte, sie litt ja an Halluzinationen! Dabei hatte sie gar kein so hohes Fieber!

Die Traum-Anna oder eigentlich Paula trank jedenfalls brav ihren Tee, genoss die Wärme des Wickels auf ihrem Bauch und lauschte Nanas Worten.

Noch bevor die Tasse leer war, fühlte sie sich schon viel besser. Der Brechreiz war verschwunden, die Bauchschmerzen ließen nach, und sie musste auch nicht mehr so oft husten.

Plötzlich hörte sie, wie die Haustür ins Schloss fiel, und schrak auf.

„Anna, ich bin wieder zu Hause! Geht es dir besser, möchtest du noch etwas Tee?"

Nana war da, und Anna war wieder munter, doch sie konnte sich so gut an ihren Traum erinnern, als wäre er echt gewesen.

„Nana, glaubst du, dass ein Schafgarbentee gut für meinen Husten wäre?"

Obwohl Anna dieses Buch ein wenig unheimlich fand und eigentlich keine Lust hatte, noch einmal davon zu träumen, wollte sie trotzdem unbedingt weiterlesen. Und deswegen nutzte sie die Zeit, bis ihre Eltern kamen, um auch die letzten paar Seiten noch zu lesen.

„Schafgarbe im Leib tut wohl jedem Weib! – so sagt ein alter Spruch, und tatsächlich, der Tee aus der Schafgarbe hilft bei Kopfschmerzen und Migräne, bei Durchblutungsstörungen in den Beinen, wirkt regulierend bei zu starker oder zu schwacher Periode und ist auch krampflösend."

Anna wurde ein kleines bisschen schwindlig, sie spürte einen Windhauch, aus den Buchstaben wurden Bilder, und plötzlich fand sie sich vor einem kleinen Häuschen an einem Waldrand wieder. Sie hatte keine Ahnung, wie sie dorthin gelangt war, aber sie wusste genau, was sie da wollte!

Sie ging zum Häuschen und klopfte an die Tür. Eine kleine, alte Frau in weiten Gewändern öffnete einen Spaltbreit, spähte hinaus, und als sie sah, wer zu Besuch kam, ließ sie Anna hinein.

„Anna, du hier bei mir? Das ist nicht ungefährlich dieser Tage. Wie kann ich dir helfen?" Anna erzählte ihr von ihren Beschwerden, von ihrer viel zu starken Periode, von den Bauchkrämpfen, die sie quälten, von den starken Kopfschmerzen.

„Ministra, kannst du mir helfen? Weißt du, welches Mittel mich heilt?"

Ministra konnte helfen, und sie wusste auch, welche Mittel die richtigen waren.

„Mein liebes Kind, bereite einen Tee aus Schafgarbe und Frauenmantel, und trinke ihn dreimal täglich immer eine Woche, bevor deine Periode kommt, und du wirst sehen, es wird dir schon bald besser gehen. Aber Anna, sei vorsichtig, niemand darf dich beim Kräutersammeln sehen, sonst werden wir beide als Hexen verhaftet und bestraft."

Anna bedankte sich bei der alten Frau, umarmte sie, setzte sich wieder die Kapuze ihres Umhanges auf und schlich sich davon.

Zu Hause wartete sie darauf, dass es endlich dunkel wurde. Die Kräuter, die ihr helfen sollten, konnte sie nur heimlich nachts sammeln. Zu groß war die Gefahr, entdeckt zu werden und auf dem Scheiterhaufen zu landen. Jedes noch so harmlose Wissen über Kräuter und ihre Heilkräfte konnte ein Hinweis auf Hexen und Zauberei sein. So schnell und trotzdem unauffällig wie möglich sammelte Anna Schaf-

garben und Frauenmantel, trocknete die Kräuter über dem Ofen und
bereitete dreimal täglich eine Tasse Tee. Und tatsächlich, ihre Beschwerden verschwanden beinahe vollständig.

„Anna? Anna! Wach auf! Deine Eltern sind da!"
    Langsam erwachte Anna. Sie sah sich um, ja, sie war wieder in
Nanas Stube, es roch nach Kräutertee und Hühnersuppe, das Feuer
im Ofen knisterte, und sie fühlte sich wohl und geborgen.
    „Mama, würde es dir etwas ausmachen, wenn ich das Wochen-
ende bei Nana verbringen würde? Weil ich doch immer noch krank
bin und so."
    Nana sah sie mit funkelnden Augen an und zwinkerte ihr zu.

Tipps und Tricks

Schafgarbe soll gebrochene Herzen trösten und heilen.

Von Druiden wurde die Schafgarbe zur Heilung und zur Vorhersage des Wetters verwendet.

Wenn man einen Zweig Schafgarbe an seine Augenlider hängt, soll man sehen, wer gerade an einen denkt.

Mit der linken Hand ein Blatt der Schafgarbe gepflückt, dabei den Namen des Patienten gesprochen, dann das Blatt essen – so soll Fieber verschwinden.

In China wurden und werden Schafgarbestängel für das berühmte Orakel I Ging verwendet.

Ostereier können gefärbt werden, indem man sie in Schafgarbenblätter und Zwiebelschalen einbindet.

Kulinarisches

Was gibt es schmackhafteres im Frühling als eine raffiniert zubereitete Suppe mit ganz frischen Kräutern? Dazu gehe ich einfach mit einem Korb auf die Wiese vor unserem Haus und sammle Löwenzahn, Sauerampfer, Bibernelle und neben vielen anderen Kräutern auch die jungen, zarten Blätter der Schafgarbe. Jeder kann diese Suppe nachmachen, man muss nur sichergehen, dass man sie von einer biologischen Wiese erntet. Die „Gründonnerstagssuppe", in der viele Frauenkräuter Verwendung finden, ist ähnlich, allerdings schmeckt mir diese besser, und die Kräuter lassen sich sehr gut aufeinander abstimmen.

Dieses Rezept habe ich in Südtirol gefunden, dort wurde es vom wunderbaren Antonio Carluccio mit Croutons serviert.

Tipp: Löwenzahn zum „Entbittern" je nach Größe ca. 5–10 Minuten vorkochen!

Genussrezept Frühlingskräutersuppe

- *1 kleine Zwiebel, 1 kleiner Erdapfel, 1 Karotte*
- *2 EL Pflanzenöl*
- *1 l Hühnersuppe*
- *je 30 g Kräuter (Brennnessel, Sauerampfer, weiße Taubnessel , Schaf-garbe, Löwenzahn, Brunnenkresse, Wildspinat)*
- *30 g Butter*

› Zwiebel schälen und mit dem Erdapfel und der Karotte in Würfel hacken.

› Das Öl in einem Topf erhitzen und das gehackte Gemüse 1–2 Minuten sautieren.

› Mit Hühnersuppe aufgießen und zum Kochen bringen. Erst dann alle Kräuter zugeben und ca. 15 Minuten behutsam köcheln.

› Die Butter hinzufügen, die Suppe pürieren und heiß servieren.

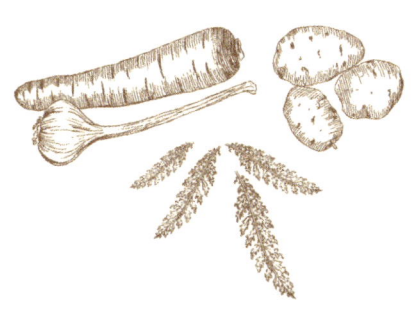

Über die Autorinnen

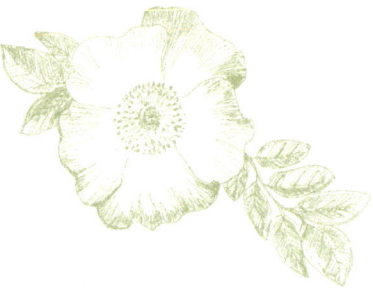

Die Liebe zur Natur und den Pflanzen wurde der gebürtigen Tirolerin *Christine Leitner* bereits in die Wiege gelegt. Schon als Kind sammelte sie gemeinsam mit ihrer Großmutter Kräuter und Wildfrüchte. Mit der Lehre zur Drogistin konnte der Grundstock für einen mit großem Interesse ausgeführten Berufsweg und gleichzeitig für ein bereicherndes Hobby gelegt werden. Im Mühlviertel stieß sie auf die Österreichische Bergkräutergenossenschaft, wo es ihr gelang, ihre Leidenschaft zum Beruf zu machen. Als Leiterin des Sensorikteams widmet sie sich kreativ den Themen Genuss und Geschmack, vor allem in der Produktentwicklung. Auch die Präsentation des Biobetriebes bei Führungen und Veranstaltungen in ganz Österreich gehören zu ihrem Aufgabenbereich.

Um den Kräutern und ihren vielseitigen Anwendungsbereichen gerecht zu werden, absolvierte sie im Laufe der Jahre die Ausbildung zur Natur- und Landschaftsführerin und zur Praktikerin für traditionelle, europäische Heilkunde.

Im Februar 2013 schloss sie gemeinsam mit Margit Steinmetz-Tomala erfolgreich den Hochschullehrgang für Wildkräuter und Arzneipflanzen an der Agrar- und Umweltpädagogik in Wien ab.

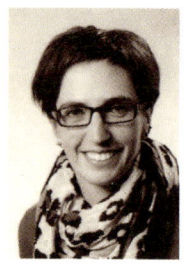

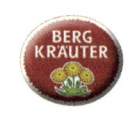

www. bergkraeuter.at

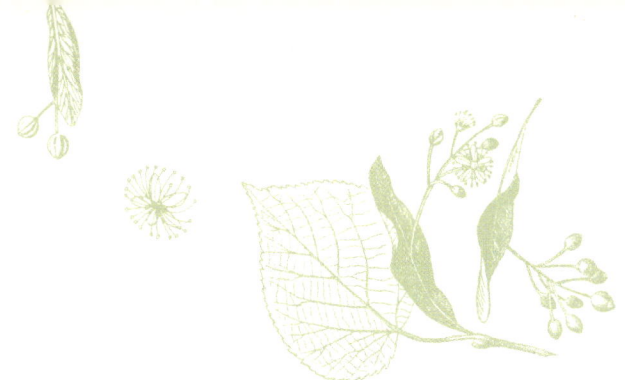

Margit Steinmetz-Tomala ist gebürtige Mühlviertlerin und lebt mit ihrer Familie in einem Haus mit großem Garten auf dem Land. Die studierte Landschaftsökologin übte ihre Profession, das Gärtnern, gleich nach dem BOKU-Abschluss aus, bevor sie die Neugierde ins Marketing holte und der Ruf von Wien zurück ins Mühlviertel hörbar wurde. Nach über einem Jahrzehnt Marketing- und Kommunikationserfahrung ging es wieder mehr zurück zur Natur.

Jetzt ist sie verantwortlich für die GenussRegionen in Oberösterreich und Geschäftsführerin für den Bereich Kulinarik bei Genussland Marketing Oberösterreich, also hauptberuflich für Essen und Trinken zuständig. Dass für diese Tätigkeit genussvolles Essen und auch die Zubereitung ein absolutes MUSS sind, braucht nicht extra erwähnt zu werden. Hauptsächlich berät sie die Regionen in den Bereichen strategisches Marketing und dessen Umsetzung. In dieser Funktion betreut sie auch die GenussRegion Mühlviertler Bergkräuter.

Im Februar 2013 schloss sie gemeinsam mit Christine Leitner den Hochschullehrgang für Wildkräuter und Arzneipflanzen als erster Jahrgang ab.

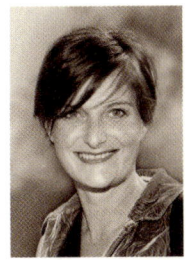

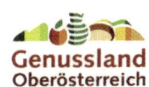
Genussland
Oberösterreich

www.genussland.at

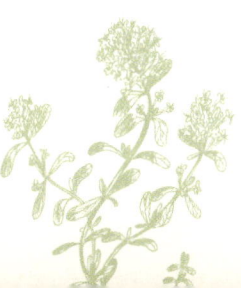

Literatur- und Quellenverzeichnis:

AICHELE, D. und GOLTE-BECHTLE, M. (1993): Was blüht denn da?, Wildwachsende Blütenpflanzen Mitteleuropas, 55. Auflage. Stuttgart: Franckh-Kosmos Verlags-GmbH & Co.

BUCHART, K. (2006): Die 13 Plagen in den Alpen. Schwarzach im Pongau: Rupertus Verlag.

DAS BESTE (1990): Geheimnisse und Heilkräfte der Pflanzen. Zürich: Das Beste GmbH.

HIRSCH, S. und GRÜNBERGER, F. (1999): Die Kräuter in meinem Garten. Unterweitersdorf: Freya.

KLUGE, H. (1990): Hildegard von Bingen, Pflanzen- & Kräuterkunde. Rastatt: Neff.

KREMER, B. (1987): Welche Heilpflanze ist das? Stuttgart: Franckh'sche Verlangshandlung, W. Keller & Co.

KÜSTER, H. (2003): Kleine Kulturgeschichte der Gewürze. 2., durchgesehene Aufl., München: Becksche Reihe.

MACHATSCHEK, M. (2003): Nahrhafte Landschaft. 2. Auflage. Wien: Böhlau Verlag.

ROTHMALER, W. (2009): Exkursionsflora von Deutschland, Band 3, Gefäßpflanzen: Atlasband, 11. Auflage. Berlin: Spektrum Akademischer Verlag.

SPECK, B. und FOTSCH, C. (2012): Aus meinem Naturgarten. Lenzburg: Fona Verlag AG.

SCHILCHER, H. (2008): Kleines Heilkräuterlexikon. Weil der Stadt: Walter Hädecke Verlag.

STEINBACH, G. (Hrsg.). (1983): Beeren, Wildgemüse, Heilkräuter. München: Mosaik Verlag GmbH.

STORL, W. (2009): Pflanzen der Kelten. Aarau: AT Verlag.

VAN SAAN, A. (2008): Rund ums Riechen & Schmecken. Kempen: moses. Verlag gmbH.

VAN WYK, B., WINK, C. und WINK, M. (2004): Handbuch der Arzneipflanzen. Stuttgart: Wissenschaftliche Verlagsgesellschaft mbH.

VAN WYK, B. (2005): Handbuch der Nahrungspflanzen. Stuttgart: Wissenschaftliche Verlagsgesellschaft mbH.

VON BINGEN, H. (s.a.): Klosterküche. Köln: Naumann & Göbel Verlagsgesellschaft mbH.

WELLE, E. (2006): Kleines Repetitorium der Botanik. 14. Auflage. Hamburg: Dr. Felix Büchner, Handwerk und Technik G.m.b.H..

WICHTL, M. (Hrsg.). (1989): Teedrogen – Ein Handbuch für die Praxis auf wissenschaftlicher Grundlage, 2. Erweiterte und vollständig überarbeitete Auflage. Stuttgart: Wissenschaftliche Verlagsges.mbH.

WINK, M., VAN WYK, B. und WINK, C. (2008): Handbuch der giftigen und psychoaktiven Pflanzen. Stuttgart: Wissenschaftliche Verlagsges.mbH.

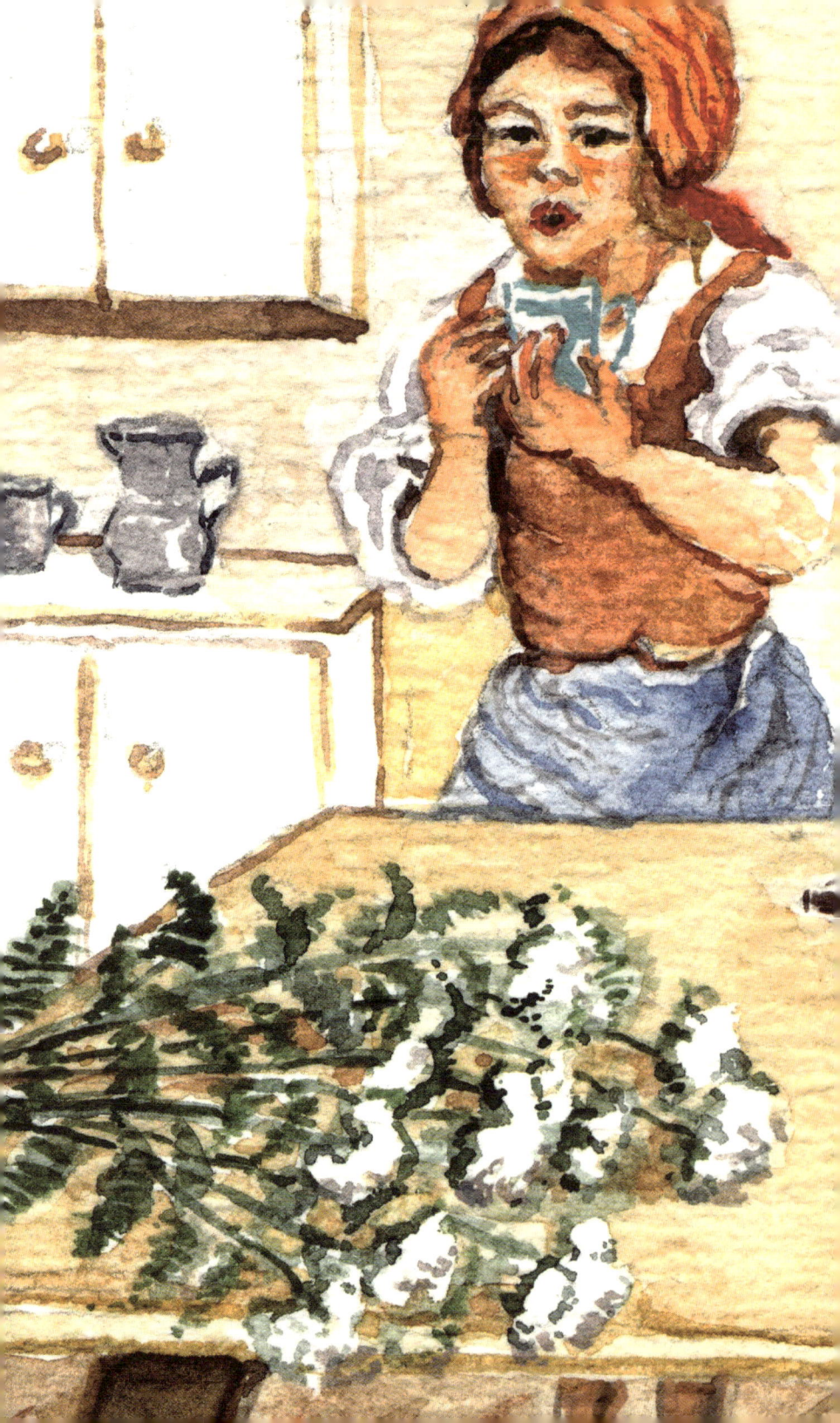